エムズ・バージョンアップテキスト

デンタル アロマテラピー

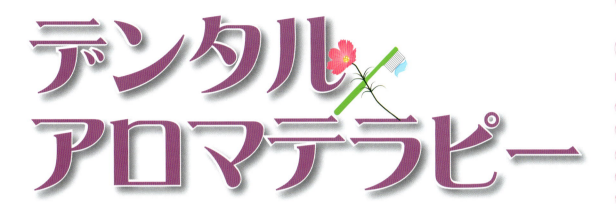

アロマのパワーで患者満足度120％に

安川 裕美

H・M's COLLECTION
HIROMI YASUKAWA

歯科衛生士
日本アロマ環境協会
認定アロマテラピーインストラクター

医学情報社

〈協力クリニック〉
岡村デンタルクリニック（東京都千代田区）
三好プリベント歯科（北海道札幌市）
こうざと矯正歯科クリニック（香川県坂出市）

〈協力企業〉
ハーバルインデックス有限会社（静岡県浜松市）
タカラベルモント株式会社（東京都港区）

はじめに
── おもてなしの精神で、"また来たくなる"歯科医院をつくる ──

「歯科医院は苦手です。特に、あの独特のニオイ！」「歯科医院って何となく冷たい感じがして、大人になった今でも、怖いんです」…患者さんのこんな声を、聴いたことがありませんか？ 歯科医療に携わる者としてはたいへん残念なことですが、歯科医院に対して「苦手」「怖い」といったネガティヴなイメージをお持ちの患者さんは、多くいらっしゃいます。

実は、そんな患者さんの歯科医院への苦手意識には"ニオイ"が深く関係しているのです。待合室や診療室にただよう消毒液や薬剤の独特のニオイを嗅ぐことで、過去に経験した「痛かった」「怖かった」という思い出がよみがえり、恐怖心や緊張感が高まってしまうのだそうです。中には「早くむし歯を治さなきゃ…。でも、どうしても歯科医院に行くのが怖い…」と、なかなか来院できないうちに、疾患が進行してしまうケース（歯科恐怖症）もあるほど。

このように、ニオイと記憶の結びつきは、とても強いものなのです。ですが、私たち歯科衛生士としては、どんな患者さんがいらしても安心して治療を受けられ、その内容と結果にご満足いただき、ご帰宅の際には少しでも笑顔を見せていただきたいものですね。

そこでオススメなのが、精油（エッセンシャルオイル）を使ったアロマテラピー（芳香療法）による、歯科医院の空間デザインです。

患者さんの立場になって、想像してみてください。ドキドキしながら足を踏み入れた先からただよってくるのが、消毒液や薬剤のツンとしたニオイではなく、甘く上品な花の香りや、雨上がりの森林のようなさわやかで優しい香りだったら…。待合室も"いかにも歯科医院"といった無機質で冷たい印象を与えるのではなく、インテリアと香りとのバランスがとれ、センスよく整えられて温かみを感じられるスペースだったら…。

どうでしょう？ これからどんな治療が始まるのだろうとザワザワしていた心が優しい香りに包まれて、だんだん落ち着いてくる気がしませんか？ それが、アロマテラピーが私たちに与えてくれる、不思議なパワーなのです。精油の有効成分が"よい香り"となって、患者さんの心と身体に、

・心身の緊張緩和、リラクゼーション効果
・ストレス軽減
・抗菌・除菌効果
・自然治癒力・免疫力アップ

という、嬉しい効果を同時に与えてくれるのです！

勇気を出して来院してくださった患者さんに対して、お迎えからお見送りまでよい香りでおもてなしすることによって、歯科医院に対するネガティヴなイメージを取り払い、ポジティヴな記憶として上書きできるかも知れません。そして「思っていたより怖くなかった」「この歯科医院だったら、これからも通えるかも」と、安心や信頼を感じていただければ、どんなに嬉しいことでしょう。

アロマテラピーの活用法は、まさに無限大！ 基本的な知識や大切なポイントさえしっかり押さえられていれば、決して難しいものではありませんし、すぐにスタートできることばかりです。

正しく・楽しく・上手にアロマテラピーを活用することで、きっと患者さんにも、心からのHappy を感じていただけることでしょう。

平成 27 年 4 月　　　　　　　　　　　　　　　　　　　　　　　　　　著　者

CONTENTS

はじめに　おもてなしの精神で、"また来たくなる"歯科医院をつくる

Part1. アロマテラピーの基礎知識 ……………… 7

1. アロマテラピーとは
2. アロマテラピーのメカニズム
3. 医療現場にもフィールド展開している、アロマテラピー

Part2. 精油の選び方・使い方 ……………… 12

1. 精油の基礎知識
2. 精油の物性
3. 精油の安全性のCHECK！
4. 精油を選ぶ
5. "4 STEP"で覚える、精油のブレンド法
6. 精油の、7タイプの香りのグループ
7. 医療従事者として知っておきたい、精油の特徴

Part3. アロマテラピーで、患者さんをHappyに！… 23

1. "歯医者さんギライ"を治す、アロマテラピーの不思議なパワー
2. 患者心理を理解することが、始めの一歩！
3. アロマテラピーによる、歯科医院の空間デザイン
4. 間取り図から、場所と香りのバランスを考える
5. 空間の広さに応じた、アロマツールの選択基準
6. インテリアに合わせた、香りのコーディネート
7. 季節に合わせた、香りのコーディネート
8. 患者さんの好みに合わせた、香りのコーディネート
9. アロマテラピーを実践している、歯科医院の"生の声"
10. アロマトリートメント
11. 精油を利用した、メディカルサポート
12. 治療後は、患者さんをハーブティーでおもてなし

精油図鑑・基材図鑑 …………………………………… 46

1. 代表・31種紹介
   イランイラン、オレンジ・スイート、カモミール・ジャーマン、
   カモミール・ローマン、クラリセージ、グレープフルーツ、サイプレス、
   サンダルウッド・インド（白檀）、サンダルウッド・オーストラリア、
   ジャスミン・アブソリュート、ジュニパーベリー、スイートマージョラム、
   ゼラニウム、ティートリー、ネロリ、パチュリ、ブラックペッパー
   フランキンセンス（オリバナム：乳香）、ベチバー、ペパーミント、
   ベルガモット、ベンゾイン（安息香）、ミルラ（マー：没薬）、
   メリッサ（レモンバーム）、ユーカリ（ユーカリプタス）、ラベンダー、レモン、
   レモングラス、ローズ・アブソリュート、ローズ・オットー、ローズマリー
2. 基材とは
3. キャリアオイル18種、バター2種紹介
4. その他の基材・原料

Bonus Part. 簡単レシピで、アロマツールづくりに挑戦！… 70

1. アロマツールづくりの注意点
2. トリートメントツール
3. クリーニングツール
4. おもてなしツール

おわりに

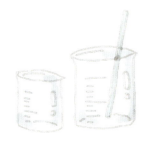

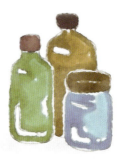

Part 1　アロマテラピーの基礎知識

1. アロマテラピーとは

　体調が悪い、気分が優れない…。こんなとき、多くの人はまず薬剤を手にすることでしょう。即効性があるからと、つい頼りがちになることもしばしばですが、種類豊富な薬剤の中には化学薬品と合成してつくられているものもあります。パッケージに「使用上の注意をよく読み、用法・用量を守って正しくお使いください」とあるように、使用頻度が増えたり用量を間違えて使用し続けたりすると、場合によっては副作用やアレルギー反応を引き起こす可能性もあるのです。このようなリスクを回避するため、薬剤の力を一時的に借りるのではなく、人間が本来持っている自然治癒力や免疫力を高めることで健康を取り戻そうと考え出されたのが、アロマテラピーです。

　アロマテラピーとは、精油を肌に塗布したり香りを嗅いだりすることで、自律神経・ホルモン系・免疫機能などの働きを活性化し、心身の不調を整える自然療法の1つです。その最大の魅力は、何といってもナチュラルで身体に優しいこと！　精油は100％天然植物由来の成分のみを原料としているため、身体に余計な負担を掛けることがないのです。その分、薬剤ほどの即効性はなく、効果の表れ方にも個人差がありますが、強い副作用やアレルギー反応を引き起こす心配がきわめて少ないため、香りを楽しみながら安心・安全に使用できるというメリットがあります。

　また、健康面だけでなく美容面でも強力なアシストをしてくれるという点も、特に女性にとっては嬉しいポイントですね♪

2. アロマテラピーのメカニズム

　精油は、私たちの心身にどのようにアプローチするのでしょう？　精油が私たちの身体に入り込む"3つの経路（ルート）"を知ることから、アロマテラピーのメカニズムを探ってみましょう。

Route1　嗅覚（鼻→大脳）

香りを嗅ぐだけでOK！　一般的によく知られているルート

　空気中に飛散した精油の有効成分は"よい香り"の分子となって、嗅上皮（鼻の奥にある粘膜）に溶け込み、嗅毛（嗅細胞の先端である、非常に細い毛）にキャッチされます。ここで、香りの分子は電気信号に変換され、大脳辺縁系に伝達されます。やがて、電気信号は身体の生理機能をコントロールする視床下部まで到達し、自律神経・ホルモン系・免疫機能などの

働きを調整して、私たちの心身にプラスの作用を与えてくれるのです。"考える脳"の大脳新皮質ではなく、"感じる脳"の大脳辺縁系に伝達されるため、五感のうち、感情面に訴えるパワーを最も発揮できるルートです。

·········· **こんな症状にオススメ** ··········

☐ 脳疲労による心身の不調　　　☐ 精神的な疲労・トラブル

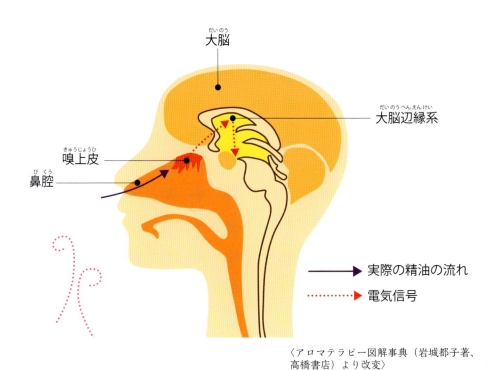

〈アロマテラピー図解事典（岩城都子著、高橋書店）より改変〉

Route2 呼吸器（鼻→肺，全身）

深呼吸や吸入時のルート

精油の香りを深く吸い込むと、その香りの分子は鼻から大脳へ行くのと同時に、肺にも届きます。肺に取り込まれた香りの分子は肺胞の粘膜から血液中へと入り込み、全身を巡りながら、あらゆる不調を整えようと働きかけてくれます。やがて、不要になった分は腎臓でろ過され、排泄されます。

また、香りの分子が気管支から肺まで到達する途中経過においても、有効成分が痰の出すぎを抑えたり咳を鎮めたり、といった効果を与えてくれます。

·········· **こんな症状にオススメ** ··········

☐ つらい咳・痰　　☐ 冷え性　　☐ のどの痛み
☐ 花粉症　　　　　☐ 便秘

Route3
血管系
(皮膚→血管、全身)

トリートメントなどで、皮膚や粘膜から有効成分を吸収するルート

精油の分子はたいへん小さいため、皮膚の角化層（バリアゾーン）をスムーズに通り抜けることができます。角化層のさらに奥深くにある真皮層まで到達した後、毛細血管から血液中へと入り込みます。血液に入り込んだ精油の有効成分は、血液やリンパの流れを促進して、身体に溜まった老廃物を取り除くサポートをしてくれるのです。

・・・・・・・・・・・・・・・・・ こんな症状にオススメ ・・・・・・・・・・・・・・・・・

- ☐ 肌荒れ
- ☐ セルライトの除去
- ☐ 筋肉痛
- ☐ むくみの改善
- ☐ ダイエット

3. 医療現場にもフィールド展開している、アロマテラピー

公益社団法人 日本アロマ環境協会（Aroma Environment Association of Japan ; AEAJ）では、アロマテラピーを「精油を用いてホリスティック（全体、関連、バランス）な観点で行う自然療法である」とし、その目的を、

1. リラクゼーション、リフレッシュに役立てる
2. 美と健康を増進する
3. 身体や精神の恒常性[※1]の維持と促進を図る
4. 身体や精神の不調を改善し正常な健康を取り戻す

と、示しています。自然治癒力や免疫力を高めることで、心身をバランスよく保つことを重視するアロマテラピーの理念は、疾患そのものの治療を目指す現代医学よりも、東洋医学（漢方・鍼灸・ツボ押しなど）の考え方に似ているといえます。

基本的な知識や正しい楽しみ方を身につけていれば、誰にでも安心・安全に行えることから、近年では補完代替療法や医療接遇サービスの一環として、大学病院や各科クリニックでもアロマテラピーが活用されるようになってきました。

医療現場における、アロマテラピーの効果

補完代替療法	治療のプラスαとして… ①100%天然植物由来の精油を使用するので、身体に優しい。 ②強い副作用や、アレルギー反応を引き起こすリスクが少ない。 ③自然治癒力や免疫力を引き出す働きがあり、治療効果を高める。 ④よい香りで、身体のみならずメンタルケアも同時に行える。
医療接遇サービス	患者さんのHappyのために… ①安心して来院していただける。 ②治療への緊張感や恐怖心を和らげられる。 ③リラックスして治療を受けられる。 ④医療スタッフとのコミュニケーションのきっかけに。 ⑤治療後、Happyな気持ちでご帰宅いただける。

現在では、産婦人科、小児科、皮膚科、耳鼻咽喉科、脳神経外科、心療内科、そして私たちの専門分野である歯科と、アロマテラピーはそのフィールドを着々と拡大しつつあります。

※1　恒常性（ホメオスタシース）：さまざまな環境・状況の変化に応じて、体内のバランスを一定に維持できる身体能力のこと。主に、神経やホルモンなどを指す。

1. 産婦人科
精油のもたらすリラクゼーション効果で、頑張るお母さんを応援！

妊娠中や出産直後はホルモンバランスが乱れて、情緒不安定になりがち。"赤ちゃんの誕生"という最大級のHappyの陰で、マタニティブルーや産後うつなど、憂うつな気持ちに悩まされるお母さんは意外に多いものです。そんなお母さんを元気づけてくれるのが、アロマテラピーによるメンタルケア。精油のリラクゼーション効果で明るく前向きな気持ちが呼び戻され、本来の自分らしさと"母の強さ"を取り戻せます。また、妊娠中・陣痛時・出産後のあらゆる場面において、精油を使ったトリートメント（アロマトリートメント）でも、頑張るお母さんの心身をサポートできます。

アロマトリートメントと、その効果

妊娠中	妊娠中は、ホルモンバランスの乱れによって身体がむくみがちです。アロマトリートメントによって精油の有効成分を皮膚からも鼻からも吸収でき、むくみ解消のほか、リラクゼーション効果も得られるので、気分をリフレッシュさせたいときにも効果的です。
陣痛時	よい香りによるリラクゼーション効果と、施術者の手の体温でもたらされる安心感が、陣痛時の痛み・苦しみ・緊張・不安を緩和し、出産という一大イベントに向けて頑張るお母さんを勇気づけてくれます。
出産後	陣痛に耐え、無事に出産を終えたお母さんの身体はクタクタです。出産時のいきみでこわばった筋肉をもみほぐすことで疲労回復を図り、こむら返りなどを予防できます。そのほか、妊娠線の予防や、母乳分泌の促進などの効果も得られます。

2. 小児科
お父さん・お母さんのタッチケアが、家族の絆を深める魔法に…

小児科では、さまざまな疾患に苦しむ子どもたちの心身を癒し、Happyと笑顔を増やすことを目的に、精油を使ったタッチケアが取り入れられています。タッチケアとは、お父さん・お母さんが子どもを見つめて語りかけながら素肌に触れ、抱き締めたり優しくマッサージしたりすることで、心身のコミュニケーションを図ろうという手法です。

精油を使ったタッチケアによって、子どもたちはよい香りによるリラクゼーション効果と、お父さん・お母さんに「愛されている」という安心感の双方を得られ、心身のストレス・苦痛が緩和されたという実例も、多数あります。

3. 皮膚科
精油の有効成分が、新陳代謝を活性化。あらゆる肌トラブルを解決！

「ストレスが溜まるとニキビができる」といわれるように、精神的に弱っているときは免疫力も低下して、湿疹・発疹・炎症などの肌トラブルを起こしやすくなるものです。

そんな患者さんのために、皮膚科では精油を化粧水として使用することがあります。100％天然植物由来の精油は、肌に余計な負担を掛けることなく自然治癒力・免疫力・新陳代謝の働きを活性化させ、ニキビ・シミ・シワのない健康的で美しい肌を取り戻すアシストをしてくれます。

アトピー性皮膚炎が原因の乾燥肌には、お湯に精油を少量落として、その湯気（スチーム）を患部に浴びせると効果的です。秋から冬にかけての乾燥が気になる季節には、特に人気のようです。

4. 耳鼻咽喉科
花粉症のつらい諸症状を緩和。患者さんの心身のダメージを軽減！

精油の中には、鼻水の出すぎを抑えて鼻づまりを改善する効果を持つものがあります。

耳鼻咽喉科では、花粉症のつらい諸症状の緩和を図ってスムーズな呼吸に戻すために、アロマテラピー（主に、蒸気吸入や芳香浴として）が、治療の一環として行われています。

ほかにも、抗菌・除菌効果に秀でた精油をエアフレッシュナーとして使うのも効果的です。ディフューザーやスプレーなどで待合室や診療室に吹きつけると、香りの拡がりとともに空気をクリーンに保つことができ、鼻がつまって頭がボーッとする、風邪やぜんそくで喉がイガイガ…、といった不快症状の緩和も期待できます。

5. 脳神経外科
認知症の進行や身体機能の低下の抑止・改善に…

脳神経外科では、認知症の患者さんや事故などによる後遺症のある患者さんを対象に、リハビリやケアの一環として、アロマトリートメントが取り入れられています。筋肉へのダイレクトな刺激と、鼻から大脳へと伝達される精油の香りの分子が"Wパワー"となって、認知機能・身体機能の低下を抑止する効果をもたらしてくれます。

患者さんご本人の苦痛は計り知れませんが、同時に周囲の介護者の負担もとても大きいものです。近年では、介護者のストレス軽減・メンタルケアの一環としても、アロマテラピーが注目を集め始めています。

6. 心療内科
アロマテラピーは、患者さんに安心していただくための、大切なツール

心療内科では、患者さんとの心の距離をどれだけ縮められるかが重要です。そこで、患者さんが落ち着いてカウンセリングを受けられ、少しでも晴れやかな気持ちでご帰宅いただけるよう、アロマテラピーを利用したクリニックの雰囲気づくりに努めています。

受診時の心理状況や気分に合わせて、最もリラックスできる香りを患者さんご自身で選べるように、精油をバリエーション豊富に取り揃えているクリニックも多数あります。

Part 2　精油の選び方・使い方

1. 精油の基礎知識

　精油とは、植物の油のう（花弁、葉、茎、種子、根、果皮、樹脂、樹皮などの細胞組織内にある小さな袋）から抽出した芳香物質を凝縮したものです。"植物のホルモン"とも呼ばれるほど、精油には植物が生きていくうえで欠かせないパワーがたくさん詰まっています。

　精油の香りや薬理作用は、植物の種類や抽出部位によってさまざまです。原料となる植物は約3,500種類にも上るといわれていますが、実際に精油が抽出されているものは、このうちの約200〜300種類ほどです。その集油率は約0.01〜10％と、ほんのわずかなもの。たとえば100kgのユーカリからは3kg、同じく100kgのローズ・オットーからは、たったの25gしか抽出できません。

> **NOTE　植物が、精油をつくり出す理由**
>
> 　そもそも、なぜ植物は精油を生成するのでしょうか？　精油が植物にもたらす効果を、いくつか挙げてみましょう。
> - **生理活性効果**：生理活動を調節する、ホルモンのような働きをさせるため。
> - **誘引効果**：よい香りで鳥や昆虫を引き寄せ、受粉や種子の拡散を手伝ってもらうため。
> - **忌避効果**：タンニンなどの苦味成分を分泌して、害になる鳥や昆虫を遠ざけるため。
> - **抗菌効果**：カビや、有害な菌の発生を防ぐため。
> - **冷却効果**：動物が汗をかくのと同様に、精油を蒸発させることで自身を冷やし、強い日差しや高温から身を守るため。

2. 精油の物性

　サラダ油やゴマ油、オリーブオイルなども植物から抽出されたものですが、これら植物油脂と精油は、まったくの別物です。精油は、天然の化学物質が数十〜数百種類も集まってできた有機化合物です。そのため、植物油脂のようにとろりとした油っぽさはなく、水のように軽くサラサラとしています。精油には、次の4つの物性があります。

1. 芳香性

　精油には独特の強い香りがあり、植物の種類や抽出部位ごとに、個性豊かなよい香りを感じさせてくれます。

2. 親油性（脂溶性）

　ほとんどの精油は水よりも比重が軽いため、水には溶けにくいのですが、油脂やアルコールには非常によく溶けます。

3. 揮発性

精油の容器にフタをせずに放置していると、精油は少しずつ空気中に蒸発してしまいます。このような揮発性は、植物油脂には見られない特徴です。

4. 引火性

精油は可燃性が高く、引火しやすい性質があります。キャンドル式アロマポットやミツロウを溶かす場合には、火気の取り扱いには十分に注意しましょう。

NOTE　精油の抽出法

- **水蒸気蒸留法**：最もポピュラーな抽出法です。ただし、熱や水分に弱いデリケートな性質の植物からは精油を抽出できないこともあります。
- **圧搾法**：この抽出法は熱処理を行わないのが特徴で、デリケートな成分が損なわれることなく、果実そのもののフレッシュな香りを楽しめます。その反面、不純物や変質しやすい成分が混入することがあり、品質の劣化が早いため、圧搾法で抽出した精油は使用期限にとりわけ注意が必要です。
- **有機溶剤抽出法**：この抽出法で得た精油を「アブソリュート（Abs.）」といいます。アブソリュートは、ほかの方法で抽出した精油よりも濃度が高いため、とても華やかで美しい香りを放ちます。
- **油脂吸着法**：この抽出法で得た精油も「アブソリュート（Abs.）」といいます。冷浸法（アンフルラージュ）と温浸法（マセレーション）の2種がありますが、現在、油脂吸着法は商業的にはほぼ使われていません。
- **超臨界流体抽出法**：ほかの抽出法に比べて精油を多く抽出できるという特徴がありますが、とても高価な装置を必要とするため、あまり一般的な抽出法とはいえません。

---

3. 精油の安全性のCHECK！

精油は、アロマテラピー専門店やデパートのアロマテラピーコーナーなど、専門知識を持ったスタッフが常駐しているショップで購入するのがベストです。その場でスタッフに相談すれば適確なアドバイスをもらえるので、わからないことや心配ごとがあっても安心ですね。

アロマテラピーを始める前に、これから使う精油が本当に良質なものか、安全性を確認する必要があります。

☑ 精油の安全性のCHECK！

- ☐ 安全なルート（専門店やデパートの専用コーナー）で購入したもの？
- ☐ 取扱説明書の添付や包装など、安全面の配慮はしっかりされている？
- ☐ ブランド名、精油名はハッキリ表記されている？
- ☐ 内容量・原産地・製造元（輸入元）・製造年月日・使用期限などはハッキリ表記されている？
- ☐ 成分分析表はついている？
- ☐ 原料である植物の学名・所属・名称はハッキリ表記されている？
- ☐ どの植物のどの部位から、どんな抽出法で製造したものか、ハッキリ表記されている？

- ☐ 100％天然植物由来のもの？
- ☐ 香料を使うなど、人工的な加工はされていない？
- ☐ 容器は遮光性？ ドロッパー型（1滴ずつ精油を落とす容器）か、スポイト付属の容器に入っている？

4. 精油を選ぶ

まず、精油に関する知識を養うことが何よりも大切です！ 精油図鑑（p.46）を読みながら、香りのグループや特徴と薬理作用、使用上の注意などを意識して、精油を選びましょう。

1. 香りの好みで選ぶ

ムエット（試香紙）やコットンパフに精油を1滴落とし、軽く仰ぐようにして香りを確認します。ムエットやコットンパフがない場合は、精油の容器を鼻から15～20cmほど離した位置で軽く左右に振ると、香りが拡散されて届きます。容器に鼻を近づけて、ダイレクトに香りを嗅ごうとしてはいけません。または、画用紙を小さくカットし、ムエットの代用品として使ってもよいでしょう。

数種類の精油の香りを嗅ぎ、直感で「いい香り・好きな香り」と感じた精油を選びましょう。一度にたくさんの香りを嗅ぎすぎると嗅覚が鈍感になってしまうので、多くても5種類程度で留めておくのがオススメです。

2. 目的に合わせて選ぶ

「リラックスしたい」「美肌になりたい」「ダイエットしたい」など、明確な目的を持ってアロマテラピーを行う場合は、効能別に精油を選ぶのもよいでしょう。ただし、やはり香りの好き・嫌いも大切なポイントです。効能にばかり目を向けて精油を選んだとしても、自分の好みに合った香りでなければ、その精油を使うこと自体がストレスになってしまい、心身がうまく順応してくれないこともあります。効能と香りの双方をバランスよく意識して、自分にピッタリの精油を見つけましょう♪

NOTE　嗅覚リセットには、コーヒーがオススメ！

香水売り場で、香り見本と一緒にコーヒー豆の入ったミニボトルが置かれているのを見たことがありませんか？ 実はコーヒー豆の香りには、鈍った嗅覚を一時的にスッキリさせられる効果があるのです。

精油の香りにあてられて嗅覚が鈍くなったと感じたら、コーヒーブレイクで一休みしましょう♪

5. "4 STEP"で覚える、精油のブレンド法

　ブレンドとは、複数種の精油を組み合わせて楽しむ方法です。精油をブレンドすることで香りに奥行きが生まれ、自分好みの香りを追求できます。また、1種類のみの精油を使うよりも複数種をブレンドして使うほうが、より高い効果を得られるともいわれています。

STEP ①
目的に応じた作用を持つ精油を、1種類選ぶ

　目的に応じた効果をもたらしてくれる精油を、1種類選びます。

STEP ②
香りのグループから、組み合わせる精油を選ぶ

　STEP①で選んだ精油と同じ香りのグループの精油や、その隣のグループの精油は、ブレンドしたときの香りの相性がよいといわれています。まずは、1～3種類を目安に選んでみましょう。

STEP ③
香りを確認する

　STEP①、②で選んだ精油を、それぞれ1滴ずつムエットやコットンパフに落とし、香りの組み合わせに違和感や嫌悪感がないか、確認します。

STEP ④
香りの濃度を決める

　ノート（香りの持続性の分類）[※2]やブレンドファクター（香りの強さのランク）[※3]を基準に、香りのバランスを整えます。かたよった組み合わせでは香りが長持ちしなかったり、香りが強すぎる・弱すぎる、ということがあるので、濃度調整はしっかり行いましょう。

[※2]　ノート：香りの持続性に基づく分類。精油の揮発性の速度ごとに、「トップノート」「ミドルノート」「ベースノート」の3段階に分類されます。それぞれのノートから目的に応じて精油を選び、ブレンドすることで、時間の経過とともに変化していく立体的な香りを楽しめます。

トップノート ➤ ミドルノート ➤ ベースノート

揮発速度が速く、最初に立ち上る香り（持続時間：約2時間）

トップノートの次に、立ち上る香り。全体的のバランスをとるため、香りの印象を決定づける（持続時間：約2～6時間）

揮発速度が遅く、最も長時間持続する香り。ブレンドすることで、ほかの精油の香りを持続させる（持続時間：約6時間以上）

[※3]　ブレンドファクター（BF）：精油の香りの強さを、1～12のランクで示したものです。数字が小さくなるほど、香りの強さを表します。BFの数字は、精油をブレンドする際の、適量の目安となります。

6. 精油の、7タイプの香りのグループ

　精油の香りは、植物の種類や抽出部位によって、7タイプにグループ分けされます。複数種の精油をブレンドする場合、同じ香りのグループ内で組み合わせるか、その隣のグループの精油と組み合わせるのが、上手にブレンドするためのポイントです。

　アロマテラピー上級者になると、精油の特徴を上手に利用して、オリジナルの香りをつくり出すこともできるようになります。

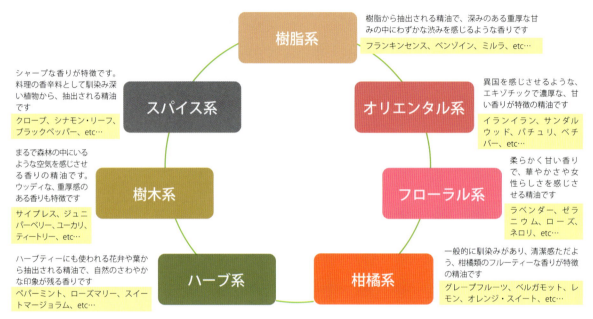

※香りの分類は、目安として活用してください

7. 医療従事者として知っておきたい、精油の特徴

1. 精油の安全性と危険性

　安心・安全に楽しくアロマテラピーを行うために、精油の安全性と危険性に関する知識を、しっかり身につけておくことが大切です。

1. **経口毒性**：経口毒性とは、内服することで口腔粘膜や消化器官から吸収された成分が、健康を（場合によっては生命まで）害する危険性のことです。毒性の強弱は通常、LD50値[※4]で表示されます。

　　精油の種類によっては、口に入れることで口腔粘膜や食道などを損傷することがあります。また、一定量以上の精油が身体に入ると肝臓や腎臓に多大な負担を掛け、健康を害する恐れがあり、たいへん危険です。特に子どもの誤飲には要注意です！

　　※4　LD50値：「Lethal Dose（致死量）50％」の略で、物質の急性毒性や致死量の指標として使われる数値です。ある物質の毒性を調べる動物実験で、投与された動物の半数が死にいたる量（半数致死量）を示します。
　　　　通常は「LD50＝○○mg/kg」というように、体重1kgあたりの投与重量（mg/kg）で表示され、数値が大きくなるほど、危険性の低さを示します。精油の場合は、吸入以外の投与経路で危険性を確認します。

2. **経皮毒性**：精油の中には、経皮毒性（肌に塗布した精油が皮膚の奥深くまで浸透し、成分が毛細血管から血液中に流れ込んで全身を巡ることで、健康を害する危険性）を持つものがあります。
3. **皮膚刺激**：塗布することで肌に炎症や紅斑（発赤）、発疹、浮腫（水腫）、かゆみなどの症状を引き起こす精油も、中にはあります。
4. **粘膜刺激**：口腔・眼・鼻腔・消化器・呼吸器・排泄器・生殖器などの粘膜に付着することで、刺激を与える精油も、中にはあります。
5. **皮膚感作**：感作とは、身体が特定の抗原（原因物質）に対して抗体をつくり、同じ抗原による再刺激に反応しやすくなることをいいます。肌に塗布した精油に対して抗体がつくられると、再び同じ精油に触れた際に、炎症などの肌トラブルを引き起こすことがあります。
6. **光毒性**：精油の中には、肌に付着した状態で紫外線を浴びると色素沈着や炎症などの肌トラブルを引き起こす、光毒性（光感作作用）という作用を持つものがあります。一部の例外もありますが、主に柑橘系の果実の果皮から圧搾法で抽出された精油に、光毒性が多く含まれるといわれています。

NOTE　精油の品質向上・保持のための加工

1. **脱テルペン工程**：精油の早期劣化を防ぐために、テルペン類の一部を分別蒸留によって除去する工程です。テルペン類を多く含む精油は、酸化や重合などの品質変化が著しく、保存状態が悪いと粘度を帯びたりするものもあります。

2. **脱フロクマリン工程**：精油から、光毒性の原因であるフロクマリン類という成分を、分別蒸留によって除去する工程です。フロクマリン類を取り除いた精油には「FCF（フロクマリンフリー）」とつきます。

2. 精油の薬理作用

作　用	効　果
鎮静作用	神経の昂ぶりを鎮め、心身をリラックスさせる。
鎮痛作用	身体のあらゆる痛みを緩和させる。
鎮けい作用	筋肉の緊張をほぐして痙攣を鎮める。
血圧上昇作用	血圧を上昇させる。
血圧降下作用	血圧を下降させる。
消化・食欲促進作用	胃腸の消化活動を活発にし、食欲を増進させる。
ホルモン調整作用	ホルモンの分泌を調整する。
刺激作用	心身の活動を刺激し行動力・原動力を高める。
強壮作用	身体のあらゆる活動を活性化・強化する。
引赤作用	局所的に血液量を増やす。
血行促進作用	血行を促進させる。
瘢痕形成作用	傷害を受けた皮膚組織の修復・再生をサポートする。
去痰作用	痰をスムーズに排出させる。
駆風作用	腸内に溜まったガスをスムーズに排出させる。
抗炎症作用	皮膚などの炎症を緩和させる。
消炎作用	炎症を取り去り、鎮める。
解熱作用	上昇した体温を下げる。
発汗作用	汗の排出を促す。
制汗作用	汗の排出を抑える。
通経作用	月経を促し、周期を整える。
催淫作用	精神的に作用し、性欲を高める。
消毒作用	病原性のある微生物を減少させる。
解毒作用	体内に入り込んだ毒素を取り除く。
止血作用	出血を止める。

作用	効果
頭脳明晰作用	脳の働きを刺激し、クリアにする。
抗うつ作用	脳内環境を整えて、抑うつな気分を軽減させる。
抗ヒスタミン作用	ヒスタミン作用を抑制し、アレルギー反応を抑える。
抗がん作用	悪性腫瘍（がん）の増殖を抑える。
緩下作用	腸に刺激を与え、穏やかな排便を促す。
筋肉弛緩作用	筋肉の緊張を緩める。
皮脂分泌調整作用	皮脂の分泌をコントロールし、肌の調子を整える。
皮膚細胞成長促進作用	新しい皮膚細胞の形成を促す。
デオドラント作用	細菌の繁殖による不快なニオイを除去する。
抗アレルギー作用	アレルギーによる諸症状を緩和させる。
緩和作用	心身の不調を和らげる。
覚醒作用	眠気を覚まし、意識をハッキリ覚醒させる。
健胃作用	胃の働きを活発化する。
免疫賦活作用	免疫機能を活性化する。
利尿作用	尿の排泄を促す。
収れん作用	毛穴を引き締め、皮膚にハリを与える（アストリンゼント作用）。
保湿作用	皮膚を潤し、乾燥を防ぐ（モイスチャー作用）。
エモリエント作用	乾燥などでこわばった肌に、柔らかさを取り戻す。
殺菌作用	バクテリアなどの菌や病原菌を殺す。
抗菌作用	細菌の増殖を抑える。
抗真菌作用	真菌（カビ）の増殖を抑える。
抗ウイルス作用	ウイルスの増殖を抑える。
殺虫・虫除け作用	虫を退治し、虫害を予防する。

このページをコピーして、そのままご使用いただけます。© Hiromi Yasukawa

3. 精油の薬効成分

　医療現場でアロマテラピーを行う場合、患者さんの年齢、性別、現在の健康状態、既往歴など、さまざまなバックグラウンドを十分に考慮する必要があります。特にアロマトリートメントを行う場合、患者さんの健康状態によっては、精油の薬理作用に身体が敏感に反応しすぎる恐れもあるのです。

分類	成分名	精油の作用・影響・禁忌	成分を含有する精油の例
モノテルペン類	リモネン	酸化しやすく、酸化すると皮膚刺激の可能性がある。	レモン、オレンジ・スイート、グレープフルーツ、ベルガモット、フランキンセンス、ブラックペッパー、ミルラ
セスキテルペン類	カマズレン	通経作用があるため、妊婦には使用しない。	カモミール・ジャーマン、カモミール・ローマン
ケトン類	カンファー	神経毒性があり、乳幼児、妊産婦、授乳中の母親、てんかん患者には使用禁忌。	ローズマリー
フロクマリン類	ベルガプテン	光毒性があるため、皮膚に塗布した場合4〜5時間は直射日光を避ける必要がある。	レモン、グレープフルーツ、ベルガモット
モノテルペノール	ゲラニオール	子宮収縮を促すため、妊婦への使用には注意。	ゼラニウム、ネロリ、メリッサ、ローズ・オットー、ローズ・アブソリュート
ジテルペノール	スクラレオール	エストロゲン作用、ホルモン作用があるため、妊産婦への使用には注意。	クラリセージ
芳香族アルデヒド類 フェノール類	シトラール シトロネラール	皮膚を荒らすので、原液を肌に塗布しない。	レモン、レモングラス
オキサイド類	1.8シネオール	刺激が強いので、長期間の使用を避け、高血圧症やてんかん患者には使用禁忌。	ペパーミント、ローズマリー、ユーカリ、ティートリー

4. 取り扱い上の、基本ルール

　精油は私たちの心身に素晴らしい効果をもたらしてくれますが、使い方を間違えると思わぬ危険を伴うこともあります。精油を取り扱う際の、禁忌事項・注意事項・取扱いにまつわる法律などの基本的なルールは、網羅しておく必要があります。

1. **精油を飲んではいけません**：精油には経口毒性があるため、絶対に口に入れてはいけません！
   もし誤飲してしまった場合には、ただちに多量の水で口をすすいで精油を吐き出し、医師の診断を受けてください。目に入ってしまった場合も流水で精油を洗い流し、医師の診断を受けましょう。
2. **原液のまま、肌に直接使ってはいけません**：精油は濃度・純度がとても高いため、原液のまま肌に塗布すると刺激が強すぎます。精油を肌に使用する際は、基材で希釈するのが原則です。フェイ

シャルトリートメントでは0.5%、ボディトリートメントでは1%以下まで希釈しましょう。敏感肌の方・お年寄り・子どもは、精油の影響を強く受ける傾向があるので、通常よりも薄めに希釈し、施術中の様子に気をつけながら使用してください。

3. **効能と危険性を、しっかり把握しましょう**：精油は体質や体調によって合う・合わないがあるほか、場合によってはアロマテラピーそのものを控えたほうがよいこともあります。高い薬理作用がかえって危険につながらないよう、十分な注意と配慮が必要です。

4. **お年寄りや既往症のある方への使用は、慎重に行いましょう**：高血圧・低血圧の既往のある方、てんかんなどの持病をお持ちの方には、使用を控えたほうがよい精油があります。また、お年寄りは精油の香りに敏感に反応してしまうことがあります。何らかの既往症をお持ちの方や、お年寄りに精油を使用する場合は、基準の半分以下の量から使い始めましょう。

5. **妊娠中・授乳中の方への使用は、慎重に行いましょう**：精油の中には、妊娠中・授乳中の方には使用禁忌のものがあるので注意が必要です。また、妊娠中は情緒不安定になったり重いつわりで体調を崩したり、心身ともにとても敏感です。薬効成分を考慮したうえで、適切な精油を選びましょう。妊娠中・授乳中の方に芳香浴以外のアロマテラピーを行う際は、医師やアロマテラピー専門家に相談してください。

6. **乳幼児への使用は、慎重に行いましょう**：子どもは、精油の薬理作用に反応しやすいといわれています。基本的に、1歳以下の赤ちゃんには精油の使用はNGです。3歳以下の乳幼児には、芳香浴以外での精油の使用は避けましょう。

7. **火気に注意して使用しましょう**：精油は揮発性が高いため、ガスコンロやレンジなど、火気のそばでの使用は引火を招く可能性があります。オイルウォーマーなどを使用する際も、正しい手順・使用法を守って、アロマテラピーを楽しみましょう。

8. **正しく保管しましょう**：精油は、温度・湿度・光に敏感です。品質の早期劣化を防ぐため、高温多湿や直射日光を避けた冷暗所で保管しましょう。夏場は冷蔵庫での保管がオススメです。精油の原液や高濃度の種類の精油はプラスティック類を溶かすことがあるので、密封できる色つきの遮光瓶（ガラス製がベスト）に入れて立てて管理し、使用後はしっかりキャップを閉めましょう。

9. **使用期限内に使い切りましょう**：正しく保管した精油の使用期限の目安は、未開封では約2年、開封後は約1年です。ただし、圧搾法で抽出された精油は品質劣化が早く、6カ月以内が使用期限となるため、注意しましょう。

5. 特定の既往症への注意事項

次の既往症をお持ちの患者さんは、精油の使用がかえって健康を害してしまう可能性が考えられます。アロマテラピーそのものを控える、もしくは十分に注意を払って行うなど、特段の配慮が必要です。

1. **高血圧**：刺激性の高い精油は血圧を上昇させる可能性があるので、使用を避けましょう。
2. **低血圧**：精油の中には血圧を降下させるものがあるので、使用の際に十分な注意が必要です。
3. **てんかん**：神経刺激の強い精油は、使用の際に十分な注意が必要です。
4. **糖尿病**：アロマトリートメントによって血糖値を下げてしまう可能性があるので、医師の許可を得てから施術を行いましょう。

5. **腎臓病**：強力な利尿作用のある精油は、使用の際に十分な注意が必要です。
6. **静脈瘤**：アロマトリートメントの際、静脈瘤ができている部位には触れてはいけません。
7. **ぜんそく**：蒸気吸入によるアロマテラピーは控えるか、十分に注意して行いましょう。万が一、発作が起こった場合は直ちに中止し、すみやかに専門医の指示を仰ぎましょう。
8. **キク科植物アレルギー**：キク科植物アレルギーをお持ちの方には、カモミール・ジャーマン、カモミール・ローマンの精油は、使用を避けましょう。

6. アロマテラピーにまつわる法律

次の事項に反すると、違法行為に問われることになってしまいます！

1. **薬事法（薬事法12条）**：「医薬品、医薬部外品、化粧品又は医療器具の製造業の許可を受けたものでなければ、それぞれ、業として医薬品、医薬部外品、化粧品又は医療器具の製造をしてはならない。」

   精油は基本的に"雑貨扱い"になるので、特に規制されることなく自由に販売できます。ただし、販売の際に「医薬品」「医薬部外品」「化粧品」とは表記できません。「効果」「効能」など、誤解を招くような表示や広告、口頭での説明もNGです！　また、精油を使って化粧品やブレンドオイルなどを手づくりし、販売・提供することも禁止されています。ただし、送り手・もらい手の双方に理解と認識があり、自己責任の範囲内で手づくりのアロマグッズをプレゼントすることは、違反にはなりません。

2. **製造物責任法（PL法）**：PL法とは、消費者の保護と救済のための法律です。製造物の欠陥によって消費者に何らかの被害が生じた場合は、賠償責任が発生します。また、製造者のみならず販売業者にも、管理が不届きであったり説明書の添付漏れなどがあったりすると、賠償責任が発生することがあります。

3. **消防関連法**：精油は揮発性・引火性のある物質が含まれているため、指定数量を超えた所有は同法の規制を受けることになります。ただし、販売されている精油の小瓶10mLであれば、数百本程度を所持していても通常は問題ないでしょう。

4. **医師法との関連（医師法17条、18条）**：「医師でなければ、医業をしてはならない。」「医師でなければ、医師又はこれの紛らわしい名称を用いてはならない。」

   医師でないものが治療行為・診断行為など医療行為を行うことや、紛らわしい名称を使うことは禁じられています。

5. **あはき法との関連**：あはき法により、あん摩マッサージ指圧師・はり師・きゅう師などの免許を持ったものでなければ、マッサージ業務を行うことはできないと定められています。

   アロマトリートメントはマッサージと似た行為ですが、疾患治療を目的としていないことから、法律的には単に"サービス行為"として扱われています。

Part 3 アロマテラピーで、患者さんをHappyに！

1. "歯医者さんギライ"を治す、アロマテラピーの不思議なパワー

　残念なことに、多くの患者さんは歯科医院に対してネガティヴなイメージをお持ちのようです。心理学的には、治療に使う消毒液や薬剤の独特のニオイや、歯を削る際のキィーンという音など、過去に味わった記憶が患者さんの不安をあおったり、ストレスや緊張感を高めるといわれています。

　もちろん、私たち歯科衛生士も医療面接やカウンセリングなど患者さんとのコミュニケーションの機会を設け、安心・安全に治療を受けていただけるよう配慮を尽くしてはいるものの、不安・ストレス・緊張感を十分に拭い去るのはなかなか難しいというのが、実態です。

　そんな現状を補うため、近年では補完代替療法や医療接遇サービスの一環として、アロマテラピーを取り入れるクリニックが目立ち始めました。精油の心地よい香りが副交感神経（リラックスのスイッチ）を優位にし、心身ともに落ち着いた状態で治療を受けられるため、患者さんから高い評価をいただけているようです。また、医療スタッフの中にアロマテラピー上級者がいるクリニックでは、デンタルエステの際のトリートメントツールとして精油を用いるなど、1ランク上の活用術も導入されています。

　クリーニングツールとして精油を有効活用しているクリニックも、続々と増えてきています。特に、除菌・抗菌・殺菌・消毒などの作用に秀でた精油は、スピットンやチェア、化粧室や洗面台など水回りの消毒・除菌にピッタリです。化学物質が含まれている市販の掃除用洗剤に比べ、精油で手づくりしたものなら100％無添加なので、安心・安全に使用できるというメリットもあります。ほかにも"メインテナンス連続皆勤賞の特典"として、精油で手づくりしたアロマグッズなどをプレゼントしたりすると、つい面倒になりがちな定期来院に対するモチベーションが上がり、患者さんが積極的にクリニックに足を運んでくださる、よいきっかけになるかも知れません。

　ですが、このように医療現場でのアロマテラピーの認知度が高くなる一方で、医療スタッフの知識や経験の不足から「アロマテラピーをどう始めたらいいんだろう？」「精油はどう取り扱うの？」など、実践的なことがわからないという問題が起きているのもまた、事実です。中には、一度は試してみたものの、アロマテラピーの基礎知識や導入のテクニック、精油のバリエーションがなく挫折してしまったという方も、いらっしゃるのかも知れません。

　しかし、全ては患者さんを想ってのことだったに違いありません！　アロマテラピーを始めたきっかけは人によってさまざまでしょうが、その根底には「患者さんのために」という真心が、どなたにも同じようにあったはずです。

　基本的な知識や大切なポイントさえ理解できていれば、アロマテラピーは決して難しいものではありません。頭でっかちに考えすぎず「患者さんのHappyのために」という気持ちを胸に、楽しみながらアロマテラピーのさまざまな活用法や応用アイディアを考えていきたいですね。

2. 患者心理を理解することが、始めの一歩！

　悲しいことに、過去に受けた歯科治療で痛い・怖い・つらいといった経験を味わうと、それがたった一度のことであっても患者さんの脳裏には深く刻み込まれ、歯科治療は不安・恐怖・ストレスのカテゴリーとして記憶されてしまいます。また、実際にこういった経験がなくとも、外部からの情報や強い思い込みなどによって"歯医者さんギライ"になってしまうケースもあるのです。

　怖くて、不安で、どんなに逃げ出したい心境でもチェアに座ってしまったら、患者さんは覚悟を決めるしかありません。でも、実はチェアに座る前の、名前を呼ばれて診療室に入るときから…、いや、自宅を出た時点で…、もっとさかのぼって治療の前日から…、患者さんの心の中はずっとドキドキ・ザワザワしていたのかも知れません。

　クリニックの人財である皆さんならば、患者さんのこういった心境を十分に想像できるはずです。だからこそ、日々できる限りの配慮を尽くして患者さんと接しているわけですが、強い恐怖心に苛まれている患者さんには、周囲を気にかけるような余裕などないのです。医療スタッフは、このような患者心理を十分に理解していなければなりません。

　医療現場で行うアロマテラピーは、趣味として楽しむものとは根本的に目的が異なります。単に、精油のよい香りで気分転換していただくだけではなく、その薬理作用を上手に利用して患者さんの心身のリラックスを図り、「安心して治療を受けられた」「主訴をちゃんと伝えられたし、聞きたいことを質問できた」という成功体験や達成感を味わっていただくことが、患者さんの自信回復や歯科への苦手意識の払拭につながるのです。

　歯科医院に対するイメージをポジティヴなものに上書きすることが、患者さんの"歯医者さんギライ"を克服させるための大切なポイントとなります！

☑ こんな患者さんを、お見かけしませんか？

- ☐ 額に、流れるほどの汗をかいている
- ☐ 全身に力が入って硬直した状態で、両手をギュッと強く握り締めている
- ☐ チェアを倒したときに、足先がピーンと突っ張っている
- ☐ 眉間にシワが寄るほど、まぶたを強く閉じている
- ☐ 呼吸が荒く、浅い

3. アロマテラピーによる、歯科医院の空間デザイン

　五感に響く精油の香りは、今この瞬間・空間をより価値の高い上質なものへと変えてくれます。その心地よさが患者さんの感覚・感情・記憶に強いインパクトを与え、潜在意識（普段はあまり意識していない、心の深い部分）にまで、アプローチするのです。

　患者さんは、クリニックのニオイにとても敏感です。待合室や診療室にほんの少し配慮・工夫をするだけで「"病院のニオイ"がしなくて、安心できた」「いい香りがして、落ち着いて治療を受けられた」というように、驚くほどリアクションが変わります。また、BGMやインテリアとしての絵画・観葉

Part3. アロマテラピーで、患者さんをHappyに！

植物などのように、待合室を彩るコーディネートの1つとしてアロマテラピーを行うことで、クリニック独自のブランド感を表現することもできます。

　このような精油の効果を活かした空間デザインを、すでに実施している企業もあります。たとえば、30代女性をターゲットとしたアパレルブランドでは、エレガントな印象を与えるローズの精油をショップ内に香らせることでブランドイメージを強化し、集客・売上のアップを目指していたり、テーマパークのアトラクションでは、パークの世界観やキャラクターのイメージ強化、お客さまの高揚感アップなどを図り、要所で甘いスイーツのような香りを効果的に使用したりしています。

　このように、新しい発想をもとにクリニックをプロデュースすることで、患者さんに想像・期待以上の満足を感じていただければ、そのポジティヴな感覚がクリニックのイメージとして患者さんの記憶に残り、引いては医療スタッフへの信頼度やクリニックへのリコール率のアップも期待できることでしょう。

4. 間取り図から、場所と香りのバランスを考える

　患者さんをお迎えする受付や、治療の順番をお待ちいただく待合室、治療を行う診療室など、院内では業務内容ごとにエリアが区切られています。そして、精油も"そこで何が行われるか"によって、場所との相性の良し悪しが分かれます。その場所が担う役割と、精油の持つ作用や香りの系統をバランスよく考えて、香りをコーディネートしましょう。

Case Study ❶

　次の歯科医院の間取り図を見て、あなたなら①～⑪のどの場所にどんなツールを使って、どんな精油を香らせますか？ CHECK LISTを参考に、考えてみてください（p.45に模範回答あり）。

Q1. どの場所に、どんな精油を香らせたいですか？

Q2. Q1の質問で、なぜその精油を選びましたか？

Q3. Q1の質問で選んだ精油にブレンドするなら、どんな精油を選びますか？

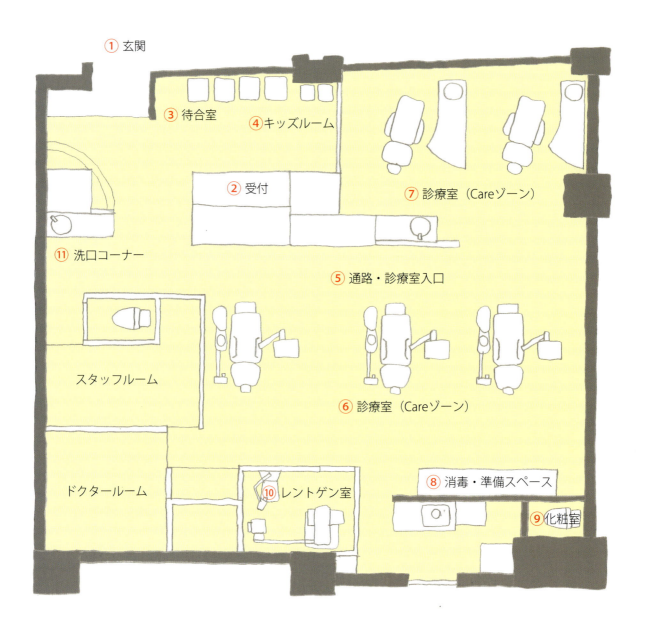

☑ CHECK LIST

□ そこは、どんな業務を行う場所？ 精油の作用・香りとの相性は？
□ その場所の広さはどのくらい？
□ ツールを設置する周辺に、窓やエアコンといった、風の通り道はある？
□ その場所にツールを設置して、患者さんの通行の妨げにならない？
□ ツールを設置する周辺に、火気の心配はない？
□ 子どもの手が届かないよう、工夫はしてある？

5. 空間の広さに応じた、アロマツールの選択基準

　アロマツールには、香りを局所的に香らせるタイプから広範囲に飛散させるタイプまであり、ツールの種類によって香りの拡がり方や効果が異なります。広い空間に向いているものと狭い空間に向いているもの、それぞれの特徴を踏まえて、空間の広さに合った適切なツールを使用しましょう。

香りを飛散させたい範囲（その場所において、広範囲に香りを届かせたいのか局所的に留めたいのか）に応じてツールを使い分けることで、より効果的に空間をデザインできます。あらかじめ、香りによるコーディネートのコンセプトを考えておくのがよいでしょう。

また、ツールにどういう機能があり、どういう効果が期待できるのか、事前に把握しておくことが大切です。一度はアロマテラピーにチャレンジしてみたものの、「ツールの機能が少ない」「面倒になってしまった」「飽きてしまった」などの理由から長続きしなかった、というクリニックは少なくありません。楽しく長期的に続けるためにも、ツールの下調べはしっかり行いましょう。

はじめてアロマテラピーにチャレンジされる場合は、万人に好まれやすい柑橘系の精油を用いた芳香浴など、手軽に始められる方法をオススメします。

狭い空間には…
アロマストーン
リードディフューザー

中程度の空間には…
アロマライト
アロマウォーマー

広い空間には…
超音波式アロマディフューザー
フラスコ式アロマディフューザー
スチーム式アロマディフューザー

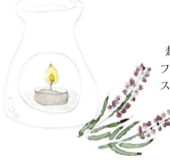

☑ **CHECK LIST**

☐ ツールを置く場所の広さを、もう一度確認した？
☐ その場所・空間に対するツールのサイズは、適している？
☐ ツールの機能・特徴を十分に把握している？
☐ 長期的に使用できるツールを購入した？

6. インテリアに合わせた、香りのコーディネート

あなたが勤務するクリニックの内装やインテリアは、何色を基調としていますか？　また、受付デスクなどはどんな素材でつくられたものですか？　クリニックのイメージはさまざまだと思いますが、患者さんが来院されたときに感じる印象は、きっとそのクリニック全体で掲げているコンセプトに相応しいもののはずです。

たとえば、小児の治療・予防に特化しているクリニックならば、ナチュラルな木造家具にパステル調の色彩で内装を統一すると、親近感やぬくもり、優しさを表現するのに効果的といえ、自費診療の多いクリニックならば黒やダークブラウンなど落ち着いた色彩をベースにし、インテリアの素材・質

感にもこだわりを持つことで、洗練されたラグジュアリーな雰囲気を演出できるでしょう。

　精油にも、アットホームな雰囲気に似合うものや重厚感のある雰囲気に相応しいものなど、種類によって香りに個性があります。クリニックのインテリアや雰囲気に対して違和感のない香りを選ぶことで、空間への演出効果が増し、よりブランド感を表現しやすくなるでしょう。

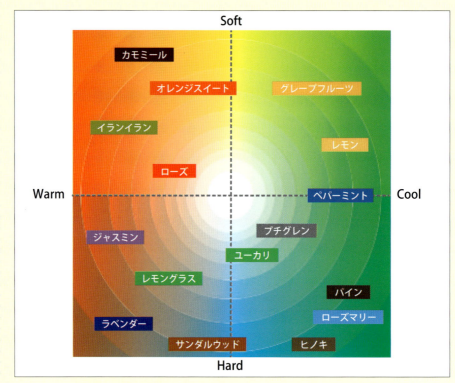

Case Study ❷

　次のグラフは、色彩が私たちに与える印象（温かい・寒い、柔らかい・硬い）と、代表的な精油の香りとの相性を簡潔にまとめたものです。このグラフとCHECK LISTを参考に、あなたが勤務するクリニックのインテリアや雰囲気にピッタリの香りを、コーディネートしてみましょう。

Q1. どんな精油を選びますか？（P.45に模範回答あり）

☑ CHECK LIST

- ☐ クリニックの内装やインテリアは、何色が基調になっている？
- ☐ クリニックから感じる雰囲気はどんなもの？
- ☐ 床、壁紙、受付デスク、ソファなどの素材は、どんなもの？
- ☐ 照明の光は何色？
- ☐ 医療スタッフの、ユニフォームの色は？

7. 季節に合わせた、香りのコーディネート

　精油には、体温調節作用を持つものがあります。暑い夏にはペパーミントやレモンなど清涼感のある香り、寒い冬にはジンジャーやサンダルウッドなど温かい深みを感じる香り、というように寒暖の差に合わせて精油を使い分けることで、四季を通じてさまざまな香りを楽しめます。

体温調節作用を持つ精油

温かみを感じさせる香り	ジンジャー、オレンジ・スイート、シナモン、バニラ、サンダルウッド、etc…
涼しさを感じさせる香り	ペパーミント、スペアミント、ライム、レモン、etc…

8. 患者さんの好みに合わせた、香りのコーディネート

　香りの好みは、人によってさまざまです。クリニックの"顔"である玄関に設置する"ウェルカム・フレグランス"には、老若男女に好まれやすい柑橘系の精油を中心に、オレンジ・スイート、ベルガモット、グレープフルーツ、レモン、ネロリ、ペパーミント、ラベンダー、ローズ・アブソリュートなどがオススメです。ひと工夫アレンジを加えたい場合は、歯科特有のニオイを和らげてくれる、消臭・殺菌作用を持つ精油（ユーカリやティートリーなど）をプラスしてもよいでしょう。

　患者さんが来院するのが楽しみになるよう、精油をバリエーション豊かに揃えておきたいですね。すでに、目的・効果別に、香りの相性がよい精油を数種類ブレンドしたルーム・フレグランスなども販売されています。

　また、来院時の患者さんの状況やメンタルやコンディションに配慮しながら、期待する効果（目的）と香りの好みのバランスを見ながら、香りをコーディネートすることも可能です。

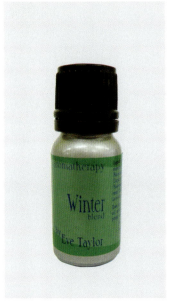

イブテイラー　ルームフレグランスシリーズ、ウィンター（（株）タカラベルモント社）

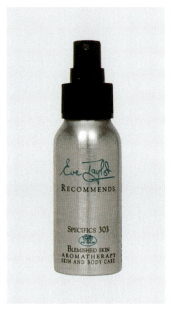

イブテイラー　エッセンスボディシリーズ、スペシフィック303（（株）タカラベルモント社）

STEP1
患者さんが
アロマテラピーに期待する
効果（目的）を聞き出す

STEP2
患者さんが
お好きな
香りの系統を探る

STEP3
STEP2で絞った系統の中から
2、3種類を選び、
香りを確認してもらう

このSTEPにならって、精油を選んでみましょう。

Case Study ❸

　嗅覚は人によって感じ方に差があります。でも、香りを誰かと共有するためには、うまく言葉で表現するほかありません。精油には「甘い花の香り」や「美味しそうなフルーツの香り」など想像しやすい香り以外に、複雑な深い香りを感じるものが多数あります。

　香りの特徴を患者さんに適確にお伝えするためにも、豊かな表現力を身につけておきたいものですね。

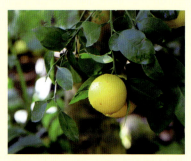
グレープフルーツ

Q. 写真のフルーツについて、言葉だけで具体的に表現してみましょう。思い浮かぶワードを全て、書き上げてください（p.45に模範回答あり）。

HINT

① **香りを具体的に表現する**
- **グリーン**：草木や葉のような、自然を感じるような、草原のようなフレッシュな、etc…
- **フルーティー**：みずみずしい、フルーツのような、南国を思わせる、etc…
- **ウッディー**：木のような、土のような、重みのある、墨汁のような、etc…
- **オリエンタル**：エキゾチックな、官能的な、アジアンな、etc…
- **スパイシー**：刺激的な、香辛料のような、ビターな、etc…
- **フローラル**：甘い、花のような、ハチミツに似た、etc…

② **五感で表現する**
- **視　覚**：明るい、暗い、華やかな、にぎやかな、穏やかな、輝いている、etc…
- **聴　覚**：騒がしい、静かな、かすかな、etc…
- **嗅　覚**：焦げたような、香ばしい、スモーキーな、ツンとする、清涼感がある、etc…
- **味　覚**：甘い、酸っぱい、苦い、しょっぱい、刺激的な、etc…
- **触　覚**：温かい、冷たい、柔らかい、硬い、チクッとする、ザラザラした、etc…

③ **感情・感覚で表現する**：エレガントな、懐かしい、艶っぽい、大人っぽい、女性らしい、さわやかな、弾性らしい、力強い、上品な、安心する、興奮する、引き締まる、官能的な、とろけるような、感覚が研ぎ澄まされる、優しい、キツい、勢いがよい、開放的な、包み込まれるような、etc…

　よりよい空間デザインのために日頃からアンケート調査などで情報収集し、患者さんが思わずファンになってしまうような、魅力的なクリニックを目指しましょう。

アロマテラピーに関するアンケート

皆さまに、少しでも心地よく治療を受けていただくために、当クリニックではアロマテラピーを導入しています。
よりよい院内環境づくりのために、皆さまのご意見をお聞かせください。

1. 当クリニックのイメージはどんなものですか？

   _____な、イメージ。

2. アロマテラピーをされた経験はありますか？ 該当箇所に〇をおつけください。

   　　　ある　　・　　ない　　・　　覚えていない

3. 「ある」とお答えいただいた方は、どのような使用経験でしたか？
   該当項目にチェックをお願いします（複数回答可）。

   □　香りを拡散させる道具で、よい香りを嗅いだ
   □　よい香りのするオイルなどを使った、マッサージを受けた
   □　その他_____

4. アロマテラピーに関心はありますか？ 該当箇所に〇をおつけください。

   　　　ある　　・　　ない　　・　　わからない

5. 当クリニックの香りで、リラックスできましたか？

   　　　できた　　・　　できなかった　　・　　どちらでもない
   　　　できなかった理由（　　　　　　　　　　　　　　　　　　　　　）

6. お好きな香りを教えてください。該当箇所に〇をおつけください。

   　　　柑橘系　　・　　フローラル系　　・　　樹木系　　・　　ハーブ系
   　　　スパイス系　　・　　オリエンタル系　　・　　樹脂系
   　　　特に、どんな香りがお好きですか？_____な、香り。

7. 当クリニックでのアロマテラピーに、どのような効果を期待されますか？

   _____な、効果。

8. ご意見・ご要望があればご自由にお書きください。

いただいたご意見・ご要望は全て真摯に受け止め、クリニックの環境づくりの参考とさせていただきます。
ご協力、ありがとうございました。

このページをコピーして、そのままご使用いただけます。©Hiromi Yasukawa

9. アロマテラピーを実践している、歯科医院の"生の声"

実際にアロマテラピーを有効活用されているクリニックを対象に、アンケート調査を行いました。アンケートにご協力いただいたのは、こうざと矯正歯科クリニックさま、三好プリベント歯科さま、岡村デンタルクリニックさま、の3件です。

アロマテラピーの活用に関するアンケート、回答

質問 \ 回答者	こうざと矯正歯科クリニック（歯科衛生士）	三好プリベント歯科（歯科衛生士）	岡村デンタルクリニック（院長）
①いつ頃から、アロマテラピーを始めましたか？	2010年から。	2012年から。	2000年頃から。
②アロマテラピーを始めたきっかけは何ですか？	アロマテラピーに興味を持ち、体験教室を受講したのをきっかけに、クリニックでも応用できると思った。その後、JAAアロマコーディネーターを取得。現在、積極的にアロマテラピーを行っている。	歯科特有のニオイを、患者さんに感じさせない工夫として、アロマテラピーに注目した。	患者さんに、歯科特有のニオイで不快感を与えたくなかったため、アロマテラピーに興味を持った。
③アロマテラピーの目的と活用法はどれですか？（選択肢：芳香浴・消臭・消毒・掃除・アロマトリートメント・その他）	芳香浴・消臭・消毒・アロマトリートメント。	芳香浴・その他（待合室でのリラクゼーション効果の獲得）。	芳香浴・消臭。
④アロマテラピーを始めてから、クリニックに変化はありましたか？	・歯科特有のニオイがなくなり、患者さんもアロマテラピーに興味を持たれ、色々と質問されるようになった。 ・医療スタッフも、リラックスして仕事に励めるようになった。	医療スタッフも、気持ちよく働けるようになった。	女性の医療スタッフが、院内環境の改善に積極的に関わるようになった。
⑤患者さんの感想はどうですか？	・リラックスできるようになった。 ・精油の種類別の効果についてもっと知りたい。 ・自宅でもアロマテラピーを始めてみたい。	いい香りがして、好ましい印象。	歯科特有のニオイがないので、ホッとできる。
⑥患者さんから人気の高い香りは何ですか？	グレープフルーツ、ゆず、ペパーミントなど。	ジャスミン、サボンなど。	レモングラス、グレープフルーツ、オレンジなど。
⑦今後も、アロマテラピーを続けたいですか？	YES。ディフューザー、アロマランプ、ルームスプレー、リップバーム、エプロンへのアロマスプレーなどとして、さまざまな用途で精油を活用したい。	YES。色々な香りの精油を、バリエーション豊かに取り揃えていきたい。	YES。患者さん用のエプロンやタオルに、アロマスプレーで香りづけ＆消臭・消毒などしていきたい。
⑧今後、アロマテラピーに期待する効果は何ですか？	精油の香りで患者さんにリラックスしていただき、安心して治療を受けていただきたい。	・怖い、痛いなどの従来の歯科のイメージを患者さんに忘れてもらえるような効果を期待したい。 ・待合室で日常の忙しさを忘れリラックスしていただければ、なお嬉しい。	患者さんに、よりリラックスしていただけるような効果＆活用法をしていきたい。

　回答を見ると、各クリニックで「患者さんとのコミュニケーションが増えた」「歯科特有のニオイが気にならなくなった」「患者さん・医療スタッフともに、リラックスできるようになった」「医療ス

タッフの、業務へのモチベーションが上がった」といったかたちで、アロマテラピーの効果を実感されているのがわかります。このようにアロマテラピーを上手に導入できていれば、患者さんのリアクションが目に見えて変わるだけでなく自分でもその効果を実感できるため、アロマテラピーを継続していけるケースが多いといえます。もし、読者の皆さんの中に「一度は試してみたものの、途中で断念してしまった」という方がいらしたら、まずは断念してしまった原因がどこにあったのかを、探ってみる必要がありそうです。接遇の精神に則ってクリニックの環境づくりに意欲的に取り組み、患者さんから喜ばれ、求められる"愛されクリニック"を目指しましょう。

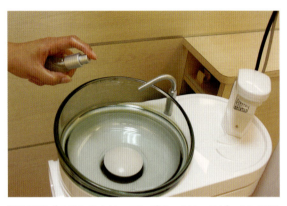

精油で手づくりしたクリーニングツールは、スピットン周辺の消臭・消毒に最適です（写真提供：岡村デンタルクリニック）

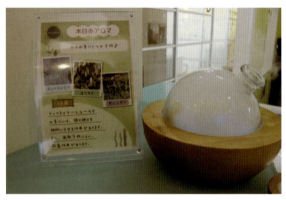

受付デスクでは、日替わりの精油をディフューザーで香らせ、お越しいただいた患者さんを、よい香りでお迎えしています（写真提供：こうざと矯正歯科クリニック）

10. アロマトリートメント

ここ数年「歯だけでなく、口元全体を若々しくキレイに保ちたい！」という患者さんを対象に、デンタルエステ〈詳細は、北原文子著『エムズ・バージョンアップテキスト Dental Aesthetic』（医学情報社）を参照〉を診療メニューに加えるクリニックが、目立ち始めました。現在、それに続くかたちで新たに注目を集めつつあるのが、アロマトリートメントです。

アロマトリートメントとは、端的にいえばアロマテラピーの原理をスキンケアに応用したもので、本書においては、精油で手づくりしたトリートメントオイルなどを使用したトリートメント行為を指します。また、デンタルエステとは異なり口腔内に触れることがないため、歯科助手など、歯科衛生士以外の医療スタッフでも施術が可能です。

精油は、患者さんの主訴・目的や香りの好みに応じて選びましょう。施術者の手の体温でもたらされる安心感や優しさと、精油の薬理作用と香りの分子が"Wパワー"となってこわばった筋肉のコリをほぐし、美と健康を取り戻すアシストをしてくれます。なお、クリニックで行うアロマトリートメントは、フェイシャルとハンドが主な施術対象です。基本的に、傷や炎症があったり患者さんが痛みを訴えたりする部位には、アロマトリートメントは行いません。患者さんから強い要望があっても、傷や炎症が軽度でない限り、施術は避けたほうがよいでしょう。また、乳児・幼児への施術もNGです！　施術を中止する場合は、その理由をわかりやすく説明して、患者さんに納得していただくことが大切です。

また、アロマトリートメントでは次の3つの衛生管理を徹底しましょう！

手指の衛生管理

施術前には必ず衛生的手洗いを行って手指を清潔に保ち、爪は短く丸くカットし、仕上げに爪ヤスリで整えます。また、手に傷などをつくらないよう、日常でも注意しましょう。

備品の衛生管理

材料や道具は使い回したりせず、1回の施術ごとに破棄し、常に新品を使うようにしましょう。また、施術場所の清掃・消毒も欠かさないようにし、常に衛生的な環境で施術できるよう、準備しましょう。

タオルの衛生管理

タオルは洗濯・消毒したものを使用するのが原則です！ 希釈した次亜塩素酸ナトリウム溶液に10分以上浸漬して洗剤で洗濯後、80℃以上の蒸気で消毒しましょう。

1. コンサルテーション

コンサルテーションは、アロマトリートメントを行ううえで欠かせない大切なヒアリング行為です。コンサルテーションでは、患者さんがご自身の状況をしっかり伝えられるよう"傾聴する姿勢"と"受容する心"を持って接することが、何よりも大切です。患者さんにとって、最も効果的な施術メニューを考案・決定し、使用する精油・基材を決定するためには、

1. **基本情報**：氏名・性別・生年月日（年齢）・住所・連絡先・職業・家族構成などの把握。
2. **患者背景（生活リズムや特徴的な習慣、嗜好品）**：生活リズム（睡眠時間や食事のタイミング）・特徴的な習慣・嗜好品など、パーソナリティーに関する情報の把握。
3. **アロマトリートメントを希望する動機**：現在、どんな不快症状にお悩みなのか、アロマトリートメントによってどんな不調を解消したいのかなど、患者さんの主訴・目的の把握。
4. **主訴の詳細**：どの部位が（患部）・いつ頃から（時期）・どんな風に（不快症状の種類と程度）、心当たり（考えられる原因）などの特定。
5. **職業が心身へ及ぼす影響の有無**：勤務内容・勤務時間によって、体力や精神力の著しい消耗があるかを確認。
6. **既往歴・家族歴**：ご本人およびご家族の、体質やこれまでの病歴の確認。
7. **現在の健康状態**：自覚している心身の不調・ストレスの程度・アレルギーの有無（肌の健康状態）・女性ならば妊娠または妊娠の可能性や月経リズム・2回目以降の施術ならば前回の施術後の心身の変化や経過についてを確認。
8. **アロマテラピーの経験・理解度**：これまでの、アロマテラピーやアロマトリートメントを受けた経験の有無、アロマテラピーに関する知識・理解の程度を確認。
9. **精油の好み**：どの系統の香りが好みか、もしくは本日の心身の状態に適しているかを確認。
10. **本日の健康状態**：安心・安全に、アロマトリートメントを受けられる健康状態であるかを確認。

といった、情報収集が欠かせません。

コンサルテーションで聴取した情報を記録に残してしっかり管理するために、また口頭説明よりも書面に記入するほうが主訴や要望を伝えやすいという患者さんのためにも、あらかじめトリートメントシートを作成しておくと、とても役立ちます。

	初　回：　　　年　　　月　　　日

○基本情報

ふりがな		生年月日：　　　年　　月　　日（　　歳）
患者氏名		性　別：　男　・　女
人物の印象		
職　業		
住　居	一人暮らし　・　家族と同居　　　家族構成（　　　　　　　　　　　）	

○生活習慣・嗜好

喫　煙：吸う（　　本／日）・吸わない
アルコール：毎日飲む（種類　　　　　　・量　　mL）・ときどき飲む（種類　　　　　　・量　　mL）・飲まない
水分摂取：水（　　mL）・お茶（　　mL）・コーヒー（　　mL）・その他（種類　　　　　　・量　　mL）

食事内容	朝・昼・夜（　　　　　中心）
睡眠時間	平均　　　時間
運動量	少・中・多
便　通	毎日・定期（　　日ごと）・不定期
入　浴	毎日（　　　　　分）・ときどき

○現在の健康状態

主　訴 （解決したい一番の目的）			
現在、治療中の病気はありますか？	いいえ	はい	病名： 医院名／医師名：
常用している薬剤はありますか？	いいえ	はい	内服薬： 外用薬：
薬剤や食べ物などのアレルギー、特異体質などはありますか？	いいえ	はい	□薬で胃が痛くなったり、気分が悪くなったりする □じんましん　□アトピー　□ぜんそく　□その他 原因：□動物（　　　　　）□ハウスダスト（　　　　　　） 　　　□植物（　　　　　）□その他（　　　　　　　　）
女性の方へ	□妊娠中（　　　　　カ月）　□産後（　　　　　カ月）　□なし		
お肌について	肌タイプ	センシティヴ・ドライ・ノーマル・コンビネーション・オイリー	
	肌分析	○毛穴の開き：あり・なし　　○皮膚の厚み：柔らかい・普通・硬い ○ニキビ：あり・なし　　○シミ：あり・なし	
ほかの代替療法を行っていますか？	いいえ	はい	（療法名：　　　　　　　　　　　　　　　　　　　　）
アロマテラピーの経験はありますか？	いいえ	はい	（いつ頃・何を：　　　　　　　　　　　　　　　　　）

○既往症（過去に罹った病気や治療法について）と家族歴

過去に手術、輸血の経験はありますか？	いいえ	はい	□入院　□手術　□輸血 （　　）年前頃、病名：
右に挙げた内科的病気をお持ちですか？または、過去に罹ったことはありますか？			□高血圧（　　年前）□低血圧（　　年前）□心臓疾患（　　年前） □胃腸・腎疾患（　　年前）□てんかん（　　年前）□糖尿病（　　年前） □痛風（　　年前）□脳神経疾患（　　年前）□肝炎（Ａ・Ｂ・Ｃ・他） □血液疾患　□椎間板ヘルニア・ぎっくり腰（　　年前、部位：　　　　） □骨粗しょう症（　　年前）□骨折・強度のねんざ（　　年前、部位：　　） □その他（病名：　　　　　　　）（　　年前） 該当する項目の現在の状況：
事故歴・手術歴はありますか？	いいえ	はい	年前、部位：
事故の後遺症はありますか？	いいえ	はい	内容と部位：
ご家族の中に、上記の病気をお持ちの方はいらっしゃいますか？	いいえ	はい	病名： どなたですか：

このページをコピーして、そのままご使用いただけます。©Hiromi Yasukawa

患者氏名		実施日	年　　月　　日	第　　回	総所要時間	分

部位	
肌分析	①毛穴の開き　□あり　□なし　　②皮膚の厚み　□柔らかい　□普通　□硬い ③ニキビ　　　□あり　□なし　　④シミ　　　　□あり　□なし
健康状態	・37度以上の発熱　□あり　□なし　　・滲出性皮膚疾患　□あり　□なし ・出血　　　　　　□あり　□なし　　・感染症　　　　　□あり　□なし ・月経　　　　　　□あり　□なし　　・その他、気になること　□あり　□なし
主訴・経過	
所見	
施術プラン	□芳香浴　□吸入　□クレンジング　　・キャリアオイル：_____mL □パック　　　　　　　　　　　　　　・精油：_____滴 □その他（　　　　）　　　　　　　　　　　　_____滴 　　　　　　　　　　　　　　　　　　　　　　_____滴 　　　　　　　　　　　　　　　　　　・計　　　　　　　　滴

施術内容

患者さんからのコメント

アフターコンサルテーション・生活習慣やセルフケアの提案

≪説明事項≫ ○3時間以内の禁止事項：入浴、サウナ、スチームバス ○24時間以内の禁止事項：アルコールの摂取、長時間の運転、脂っぽい食事 ○排泄を促すために十分な水分を摂るようにしましょう。 ○身体が重く感じることがありますが、自然で健康的な反応ですので、心配ありません。

Memo

このページをコピーして、そのままご使用いただけます。©Hiromi Yasukawa

2. 注意事項・禁忌事項

アロマトリートメントに関する注意事項・禁忌事項について説明し、患者さんが安心・安全に施術を受けられる状態であるか、必ず確認しましょう。

次の注意事項・禁忌事項に1つでも該当する場合は、アロマトリートメントを行ってはいけません。

1. 重大な疾病をお持ちの場合
2. 高熱が出ている場合、また、医師の診断のない急性の病気が疑われる場合
3. 医学的な注意が必要な疾病（てんかん、ぜんそく、糖尿病、心臓疾患など）をお持ちの場合
4. 化膿・炎症を伴う皮膚病をお持ちの場合
5. 骨折などの重傷を負われている場合、また骨粗しょう症の既往がある場合
6. 関節炎の既往がある場合
7. 予防接種を受けた直後
8. 強力な作用を持つ薬剤の使用後
9. 妊娠中の場合（特に、妊娠初期）
10. 手術の直後
11. 食事の直後
12. 施術前3時間以内に、入浴やサウナ、スチームバスなどの水治療を行っている場合
13. 藻類や泥によるトリートメント、脱毛ワックスなどの使用直後
14. 施術前24時間以内に、サロンなどで日焼けを行っている場合

3. 目の動きから読み取る、患者さんの心理状況

何らかの動作を行うとき、私たちは顕在意識（意識の表層部分）で思考・判断しているように思いがちですが、実は潜在意識による影響のほうが圧倒的に強く、実際の行動の約8割に反映されているといわれています。そのときの心理は無意識のうちに、私たちの仕草や表情となって出ているものなのです。

「目は口ほどにものをいう」という言葉があるように、患者さんの目の動きから心理状況を探ることも、非言語コミュニケーション能力を鍛えるために大切なことです。

突然ですが、ここで質問です！　5日前、あなたは何時に就寝しましたか？　私たちは考えごとをしたり何かを思い出したりするとき、瞬間的に"自分の世界"に入ります。心理学的には、そのときの目の動きが、感覚のチャンネルを表していると考えられています。

…さて、さっきの質問の答えを考えている間、あなたの目線はどこを向いていましたか？

心理状況がわかる、目の動きの"6つの特徴"

①目線が右上	構成された視覚。過去に見たことがない光景を、想像しています。
②目線が左上	記憶された視覚。過去の経験や情景を、思い出そうとしています。
③目線が右下	想像された触覚。痛み・かゆみなど、肉体的な感覚を思い浮かべています。
④目線が左下	記憶された聴覚。歌や音楽といった、聴覚に関するイメージを思い浮かべています。
⑤目を閉じている	相手の言葉を集中してきいているか、話を遮断していることがあります。
⑥目線が左右に動いている	「目が泳いでいる」状態。動きが早い場合は、動揺や困惑していることが多いです。

※向かって左：構成・想像、向かって右：記憶（聞き手の立ち位置によって異なります）

　コンサルテーションの際は患者さんとアイコンタクトを取るだけでなく、その目の動きや目線の方向まで意識して観察してみると、言葉では発信されなかった新たな発見があるはずです。

　たとえば、患者さんの目線がキョロキョロと落ち着かないようなら「ひょっとして不安なのかな…」と察して、気が紛れるよう声掛けしたり、リラックスを促すように優しい言葉を掛ける、などの配慮ができますね。

4. タッチング

　タッチングとは、触れる・擦る・擦り込む、などの手技を使って相手の身体に触れる行為です。小さかった頃、道で転んでしまったときに「いたいのいたいの、とんでいけ～！」と、お母さんが撫でてくれるだけで不思議と痛みが和らいだことがありませんでしたか？「手当て」という言葉通り、患部に手を当ててしっかり触れることで心身の苦痛や不調が癒されることを、私たちは経験的に知っているはずです。触れるということは人間にとって、いたって自然で大切な行為なのです。

　タッチングの主な目的は、
1. 身体や精神の恒常性の維持・促進
2. 心身のリラックス・リフレッシュ
3. 「触れ合う」という、人間の本能的な欲求を満たす
4. 心身を安定させることで、QOLの向上を図る

　などです。

　アロマトリートメントでは、医療行為や医業類似行為としてではなく、あくまで"心の健康"に目を向けてタッチングを行うため、施術にいたるまでに患者さんとの間にラポール（信頼関係）が構築できているかがきわめて重要です〈ラポール構築の詳細は、濵田真理子著『エムズ・バージョンアップテキスト　魅力UPのスタッフ入門　歯科医療接遇』（医学情報社）を参照〉。タッチングは患者さんの心理状況や感受性に応じて、メンタルの心地よさを感じていただくことを最優先して丁寧に行うのが基本です。心地よいタッチングは、上質なホスピタリティとして患者さんに伝わることでしょう。

また、患者さんの健康をかえって損なうことのないよう、施術部位や手技（触れ方）には十分な配慮が必要です。患者さんとの間に良好なラポールを築き、施術内容は事前にしっかり説明しましょう。患者さんの意思や健康状態を確認したうえで、必ず施術同意書へご署名をいただきましょう。

☑ タッチング開始の前に、もう一度CHECK！

- ☐ 患者さんのコンディションに寄り添う気持ちで、施術内容の説明を行った？
- ☐ 患者さんの意思を尊重・確認し、施術同意書にご署名をいただいた？
- ☐ コンサルテーションを通じて、患者さんの基本情報や健康状態を確認した？
- ☐ 爪は短く丸く整え、衛生的手洗いを済ませた？
- ☐ 施術部位にあざや傷、炎症などはない？
- ☐ 換気状態・室温など、施術を行う場所の環境は整っている？
- ☐ 患者さんのプライバシーへの配慮は、大丈夫？

5. トリートメントの基本的手技

1. **軽擦法（英：Stroking, 仏：Effleurage）**：トリートメントの開始・終了時に行う手技。手指を肌に密着させながら、優しく撫で擦ります。
2. **揉捏法（英：Kneadeing, 仏：Petrissage）**：筋肉や皮下組織を押し・揉み・こね・絞るようにしてほぐし、老廃物をスムーズに排出させます。
3. **強擦法（英：Rubbing, 仏：Friction）**：軽擦法と揉捏法を合わせた手技。強めに擦って深部組織まで刺激を与え、筋肉を柔らかくほぐします。
4. **叩打法（英：Patting, Tapping, 仏：Tapotement）**：一定のリズムで軽く叩いて、刺激を与えます。
   - 軽く短時間で：筋肉や神経が興奮する。
   - 強く長時間で：神経や筋肉が鎮静する。
5. **振せん法（英：Vibration, 仏：Vibration）**：組織を軽く押しながら、小刻みな振動を与えます。
6. **圧迫法（英：Pressure, 仏：Pression）**：皮膚の表面から深部に向かって、圧迫させます。
   - 長く持続的に：神経や筋肉の機能を抑制する。
   - 短く断続的に：血液やリンパの流れを促進する。
7. **運動法（英：Movement）**：関節を十分に緩ませ、動かします。

6. ハンドトリートメント

不安や緊張で冷えてしまった患者さんの手を優しく包み込んで温めるように、アロマトリートメントでほぐします。指先は意外と視線の集まるパーツなので、スッキリとした美しい状態を保つことで、自然と気持ちも引き締まります。

Part3. アロマテラピーで、患者さんをHappyに！

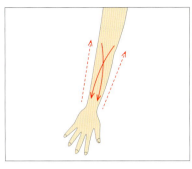
①前腕の裏側を、手首からひじ方向に向かって軽擦法で上腕まで上がります。上腕の付け根まで行ったら、今度は上腕の表側を通り、軽擦法で手首まで下がります。

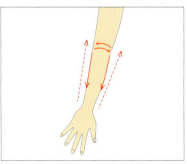
②前腕の裏側をひじまで撫で上げ、上腕を揉捏法で十分に揉みほぐしたら、手首に向かって軽擦法で下がります。

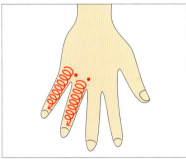
③手の甲を上にして、指の付け根から指先に向かってクルクルとらせんを描くようになぞります。指先を圧迫し、ゆっくり抜きます。指の付け根部分を圧迫します。

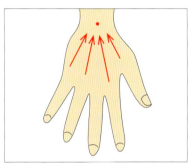
④指の付け根部分から手首の中心に向かって、指と指の間の溝を骨に沿うように軽擦法でなぞります。

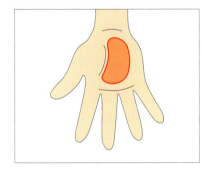
⑤手のひらを上にして、手のひら全体を圧迫、もしくは強擦法でほぐします。

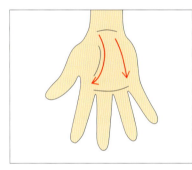
⑥拇指丘と小指丘を交互に強擦法でほぐします。付け根から指先にかけて筋のきわに沿うように強擦でなぞり、指先まで行ったら、優しく引き抜きます。

7. フェイシャルトリートメント

　血行を促進しリンパを刺激することで、肌細胞の成長を促し、シミやシワを防ぎます。肌に負担を掛けないよう、トリートメントオイルはたっぷり使いましょう。

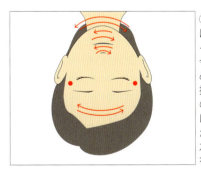
①こめかみから反対側のこめかみに向かって、頬・あごを通ってフェイスラインを軽擦法でなぞります。今度は、こめかみから反対側のこめかみに向かって、額を軽擦法で撫でます。次に、口唇の上部分（鼻の下）と下部分（あご）も、同様に軽擦法で撫でます。左右どちらからスタートしてもよいですが、左→右、右→左、のように交互に行いましょう。

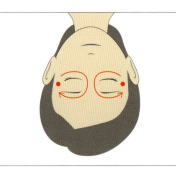
②目尻から大きく円を描くように、眼窩周辺を軽擦法で優しくなぞります。

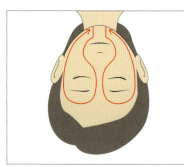
③あご先からスタートして口唇横・鼻の横・眉間・眉上・髪の生え際を通り、再びあご先に戻るように、軽擦法で撫でます。下顎骨の上をなぞるようにするとよいでしょう。

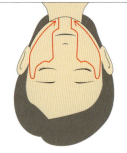
④あご先からスタートして上口唇横・鼻の横・頬骨上・目尻・こめかみを通り、下顎骨上を軽擦法で下がります。頬筋のリフトアップを意識して行いましょう。

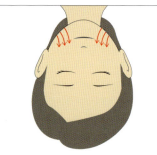
⑤左右のフェイスラインから頬に向かって、タッピングします。

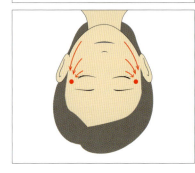
⑥あご下と頬骨の下からこめかみに向かって、左右交互に軽擦法で撫で上げます。リフトアップを意識して行いましょう。

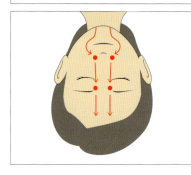
⑦あご下からスタートして鼻の横・眉間をポイント的に圧迫しつつ、額に向かって軽擦法で撫でます。額まで撫で上げたら、優しく頭上に向かって流します。

8. 施術後の注意事項

1. 施術中に気づいたことがあれば、フィードバックしましょう。
2. 患者さんに、生活習慣の改善案や日常でのセルフケアの提案をしてみましょう。
3. アロマトリートメントを受けた後の過ごし方について、注意事項をお伝えしましょう。
   - 3時間以内の禁止事項：入浴やサウナ、スチームバスなどの水治療。
   - 24時間以内の禁止事項：アルコールの摂取、長時間の運転、脂っぽい食事の摂取など。
   - 排泄システムを促すために十分な水を飲むようにしましょう。
   - 身体が重く感じることがありますが、自然で健康的な反応なので、心配はいりません。

NOTE　メンタルケアにオススメ！　精油ブレンド

　治療中に飛散する切削物や粉じん、水しぶきなどが患者さんのお顔に掛からないようフェイスタオルでガードする場合、タオルから30cmほど離した位置から、任意の精油を0.5％濃度で希釈したものを吹きつけると、患者さんのリラックスを促すのに役立ちます。
　問診時・カウンセリング時には、精油の特徴や作用についてわかりやすく解説しながら、そのときの心理状況に最も効果的な精油を、患者さんと一緒に見つけましょう。

Part3. アロマテラピーで、患者さんをHappyに！

カチカチにこった、頭・肩・首に
- ネロリ：1滴
- パチュリ：1滴
- ラベンダー：2滴

心に余裕を持てないなら
- カモミール・ローマン：2滴
- ベルガモット：1滴
- ラベンダー：1滴

落ち着きを取り戻したい！
- イランイラン：1滴
- サンダルウッド：2滴
- マンダリン：1滴

緊張感から解放されたい！
- カモミール・ローマン：2滴
- ベルガモット：1滴
- ローズ・オットー：1滴

治まらないドキドキに
- サンダルウッド：1滴
- ゼラニウム：1滴
- レモン：2滴

緊張がピークのときに
- フランキンセンス：2滴
- スイートマージョラム：1滴
- ラベンダー：1滴

11. 精油を利用した、メディカルサポート

　現在、数多くの研究者によって精油の抗菌作用に関する研究が進められ、ある精油が感染症の治療・予防にきわめて効果的であることが、実験によって証明されています。中でも、抗真菌作用に秀でた精油による水虫治療に、注目が高まりつつあります。

　一般的に、水虫は塗布薬によって治療するのが主流ですが、その原因菌である白癬菌が角質層にまで感染してしまうと、外部から薬を塗ってもあまり効果は得られないそうです。それに対し、精油には塗布薬の約10倍も高い浸透性があるため、角質層までスムーズに到達して白癬菌のさらなる増殖を抑止できます。効果が期待されている主な精油は、ティートリー、タイム、レモングラス、ユーカリ、ラベンダー、ペパーミント、レモンなどです。

　これらの精油は、歯科領域では口腔カンジダ症治療に有効といわれています。今後はCareゾーンのみならずCureゾーンにおいても、自然療法の一環として精油が積極的に取り入れられるようになるかも知れませんね。

12. 治療後は、患者さんをハーブティーでおもてなし

　長時間におよぶ治療に耐え抜いた患者さんは、心身ともにお疲れです。疾患治療に続いて、メインテナンスや予防を目的に継続来院していただくためにも、患者さんに「やっと終わった」「疲れた…」という疲労状態のままではなく、ポジティヴな気分でお帰りいただくことが、とても大切です。

　治療を終えた患者さんには「お疲れさまでした」の気持ちを込めて、ハーブティーをお入れすることをオススメします。心地よい清涼感が特徴のミントや、サッパリさわやかな香りのレモングラス、優しい甘味を感じるカモミールなどが、口当たりがよく飲みやすいでしょう。

　専門店などでスタッフのアドバイスも参考に、ドライハーブを何種類か揃えておくとよいでしょう。茶葉から入れた紅茶にフレッシュハーブを浮かべたものがベストですが、ティーバッグの紅茶とドラ

イハーブでも、おもてなしの気持ちは十分に伝わります。

　ささいなことのように思えますが、こういった気配り・心配りが、歯科恐怖症への効果的な予防策となるのです。ハーブティーは

1. ティーポットに、小さじ4杯ほど（カップ2杯分相当量）のドライハーブを入れる。
2. 香りが引き立つよう、沸かしたての熱湯を注ぎ入れる。
3. 香りが逃げないよう、ティーポットに素早くフタをする。
4. 軽く揺すって3分間ほど蒸らしたら、フィルターを外してティーカップへ静かに注ぐ。

の手順で入れると、おいしく仕上がります。

　コミュニケーションの一環として、ハーブティーをお出しする際、ハーブの魅力やマメ知識などをお話してみてもよいでしょう。

オススメのハーブ、6種

ハーブ名	作用	備考
ローズヒップ	ビタミンC補給、強壮、細胞成長促進	「ビタミンCの爆弾」ともいわれるほど、ローズヒップにはビタミンCが豊富に含まれています。
ハイビスカス	代謝促進、利尿、整腸、疲労回復、栄養補給	ビタミンやクエン酸が豊富に含まれているので、特に疲労回復にはピッタリです。
ローズマリー	消化促進、血行促進、抗炎症、消炎、強壮、頭脳明晰	ボーッとする頭をスッキリとリフレッシュさせ、集中力や記憶力を高めてくれます。
ペパーミント	鎮静、健胃、制吐、去痰、頭脳明晰	強い殺菌力とさわやかなメントール成分が、気分をリフレッシュさせてくれます。
レモングラス	消化促進、鎮静、鎮痛、強壮、利尿	ほんのり香るレモンの風味が飲みやすく、癒されるハーブです。初心者でも扱いやすいハーブといえます。
カモミール	消炎、鎮静、鎮痛、解熱、抗うつ	リンゴに似た甘い香りが、不安感やイライラを取り除き、疲れた心を優しく包み込んでくれます。

NOTE　「お疲れさま」の気持ちを込めて…オススメのブレンドハーブティー

**汗をかくほどお疲れなら…
ビタミン補給＆疲労回復レシピ**
- ローズヒップ：2杯
- ハイビスカス：1杯
- ハチミツ：1杯

**気分転換したいなら…
リフレッシュ＆リラックスレシピ**
- ペパーミント：1杯
- レモンバーム：1杯
- ローズマリー：2杯

**長時間の治療でお疲れなら…
スッキリ疲労回復レシピ**
- ハイビスカス：2杯
- ローズマリー：1杯
- ローズヒップ：1杯

癒されたいなら…のんびりレシピで、アフタヌーンティー気分
- カモミール：1杯
- オレンジ：1杯
- ラベンダー：1杯
- ハチミツ：1杯

**冷えた身体を温めたいなら…
身体あったかレシピ**
- ジンジャー：1杯
- エキナセア：1杯
- カモミール：1杯
- シナモン：1杯

☑ おもてなしの際の、注意事項

- □ 患者さんの健康状態を確認して、ハーブティーをお出しするか決めましょう。
- □ 疾患治療のため薬剤服用中の方、妊娠中・授乳中の方、子どもには、ハーブティーはオススメできません。別のおもてなしを考えましょう。
- □ 珍しい種類のものではなく、ごく一般的なハーブを選びましょう。
- □ ハーブティーの入れ方に、いくつかレパートリーを持っておきましょう。
- □ 患者さんに味の好みをお聞きし、美味しく飲んでいただけるハーブティーをお出ししましょう。
- □ 蒸らし時間が長すぎると、独特の苦味や渋味が出るので、注意しましょう。

Case Study ❶ 模範回答

Q1. どの場所に、どんな精油を香らせたいですか？
→場所：診療室（Cureゾーン）、精油：フランキンセンス

Q2. Q1の質問で、なぜその精油を選びましたか？
→リラックスした状態で安心して治療を受けていただくために、心と呼吸を落ち着かせることを期待して選択。

Q3. Q1で選んだ精油にブレンドするなら、どんな精油を選びますか？
→柑橘系のさわやかな香りとフローラル系の甘みを感じる、親しみのある香りをブレンドして、優しい雰囲気をつくりたい。

Case Study ❷ 模範回答

Q1. どんな精油を選びますか？
→淡いベージュの木材を柱などにそのまま使い、天井が高く開放的で、自然を感じさせるインテリアなので、ナチュラルな雰囲気を活かすためにウッディ系のサイプレスを選択。

Case Study ❸ 模範回答

Q1. 写真のフルーツについて、言葉だけで具体的に表現してみましょう。思い浮かぶワードを全て、書き上げてください。
→さわやか、みずみずしい、ほどよい酸味の、ジューシーな、透明感のある、甘酸っぱい、など、

精油図鑑・基材図鑑

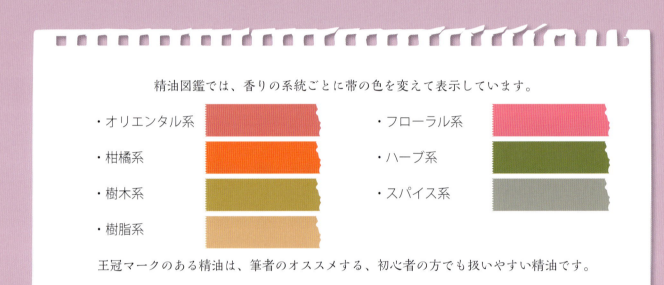

精油図鑑では、香りの系統ごとに帯の色を変えて表示しています。

- ・オリエンタル系
- ・柑橘系
- ・樹木系
- ・樹脂系

- ・フローラル系
- ・ハーブ系
- ・スパイス系

王冠マークのある精油は、筆者のオススメする、初心者の方でも扱いやすい精油です。

1. 代表的精油・31種

精油図鑑・基材図鑑

イランイラン―Ylang ylang

学名	Cananga odorata, Canangium odoratum
科名	バンレイシ科
主産地	コモロ、マダガスカル、レユニオン島
抽出部位	花弁
抽出法	水蒸気蒸留法
主成分	リナロール、ゲラニオール、酢酸ベンジル、安息香酸メチル
作用	血圧降下、抗うつ、抗炎症、鎮痙、鎮静、消毒、催淫
香り	官能的でエキゾチックな、甘い香り。濃厚でややスパイシー。独特の癖と重厚感がある。
BF	1
NOTE	ミドル〜ベース
妊娠患者への使用	基本的にOK。ただし、妊娠初期は心身がデリケートな時期なので、注意が必要。
注意事項	高濃度で使用すると、頭痛や吐き気などを引き起こす可能性があるため、低濃度での使用がオススメ。また、低血圧の方への使用は、要注意。まれに皮膚刺激あり。

♥心：不安、緊張、パニック、ストレスから解放。ロマンティックな気持ちを高める。

☺身体：血圧降下。PMS（月経前症候群）や性的な障害を改善。

✌肌：乾燥肌・脂性肌のバランスを整える。育毛を促進し、頭皮の状態を改善。

MEMO　タガログ語で「花の中の花」を意味する名前のイランイラン。熱帯多雨林の酸性土を好み、黄緑色や淡紅色のヒトデのような形の花を咲かせます。その香りはジャスミンにも似て、甘く華やか。濃厚で独特の癖があるため、好き・嫌いがハッキリ分かれる香りといえるでしょう。
　イランイランにはリラックス効果や催淫効果があるといわれ、楊貴妃やクレオパトラが愛したことでも有名です。現在では、シャネルなどハイブランドの香水にも使われています。インドネシアでは、結婚式などでイランイランがよく使われ、新婚カップルが過ごすベットにはイランイランの花弁を散らす風習があるそうです。

オレンジ・スイート―Orange sweet

学名	Citrus sinensis
科名	ミカン科
主産地	アメリカ、イスラエル、イタリア、オーストラリア、ブラジル、フランス
抽出部位	果皮
抽出法	圧搾法
主成分	リモネン、リナロール、シトラール、オクタナール、デカナール
作用	解熱、健胃、駆風、消化促進、整腸、鎮痙、鎮静、抗菌
香り	オレンジの果実そのままの、甘くやや酸味のあるみずみずしい香り。老若男女に好まれる心地よさが特徴。
BF	6
NOTE	トップ
妊娠患者への使用	基本的にOK。ただし、妊娠初期は心身がデリケートな時期なので、要注意。
注意事項	まれに皮膚刺激があるため、敏感肌の方への使用は、要注意。

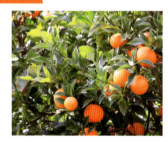

♥心：不安、ストレス、イライラを解消し、明るい気持ちを取り戻す。安眠効果。

☺身体：消化不良、食欲不振、下痢、便秘を解消。

✌肌：血行を促進し、肌を元気に。うっ帯を生じた肌に。

●その他：空気の浄化。

MEMO　アラビア語の「ナランジ」が語源の、オレンジ・スイート。常緑種の植物で、果実の果皮から精油を抽出します。温かみのある優しい香りがイライラを解消し、心身のリラックスや気分のリフレッシュに役立ちます。
　オレンジ・スイートは、ヨーロッパでは古くから「無垢」と「多産」を象徴する果実とされてきました。ギリシャ神話で、女神アフロディーテに勝利の証として捧げられた黄金のリンゴは、このオレンジ・スイートだったという説もあります。

カモミール・ジャーマン―German Chamomile

学　名	Matricaria chamomilla
科　名	キク科
主産地	エジプト、ドイツ、フランス、モロッコ
抽出部位	花弁
抽出法	水蒸気蒸留法
主成分	ビサボロールオキサイド、ビサボレンオキサイド、カマズレン
作　用	殺菌、抗アレルギー、抗炎症、鎮痙、鎮静、鎮痛、瘢痕形成
香　り	清らかでややスパイシーな香り。爽やかさの後に、リンゴのような甘味がほのかに残る。
ＢＦ	2
NOTE	ミドル
妊娠患者への使用	基本的にOK。ただし、妊娠初期や出産前後は心身がデリケートな時期なので、要注意。
注意事項	キク科植物のアレルギーの方への使用は、要注意。精油の色が濃くシミになりやすいため、取り扱いに要注意。

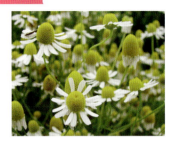

♥心：不安、緊張、怒り、ストレスから解放。安眠効果。

☺身体：関節痛、神経痛、頭痛、歯痛、PMSなどを緩和。

✌肌：かゆみや炎症、ニキビなどの肌トラブルを改善。皮膚再生を促進。

MEMO　ラテン語で「母」や「子宮」を意味するカモミール・ジャーマンは、その昔、産婦人科系の治療に使用されたといわれています。特徴成分のカマズレンは、抗アレルギー作用や抗炎症作用に優れています。
　ハーブティーにも使われるカモミール・ジャーマンの精油の色は特徴的な濃いブルーで、リンゴのような甘い香りと、ほんのりスパイシーな香りを漂わせます。
　イギリス童話『ピーターラビットのおはなし』で、お腹を壊したピーターにお母さんが飲ませたのは、カモミールティーといわれています。

カモミール・ローマン―Roman Chamomile

学　名	Anthemis nobilis
科　名	キク科
主産地	フランス、ドイツ、イギリス、南アフリカ、モロッコ
抽出部位	花弁
抽出法	水蒸気蒸留法
主成分	アンゲリカ酸イソブチル、アンゲリカ酸イソアミル、カマズレン
作　用	解熱、抗アレルギー、抗炎症、消化促進、鎮痙、鎮静、鎮痛、ホルモン調整、通経、発汗
香　り	フレッシュな青リンゴのような、甘酸っぱく濃厚な香り。
ＢＦ	2
NOTE	トップ～ミドル
妊娠患者への使用	通経作用があるため、妊娠初期・分娩前後の使用禁止！
注意事項	ブタクサアレルギーのある方への使用は、要注意。高濃度で使用すると頭痛を引き起こす可能性があるため、低濃度での使用がオススメ。向精神薬・鎮静剤・睡眠剤との併用は禁止！

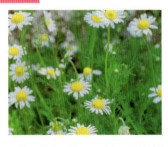

♥心：悩み、強いストレスから解放。安眠効果。

☺身体：全般的な痛みを緩和。消化不良、下痢、嘔吐など胃腸の不調を改善。月経周期の乱れを改善。

✌肌：じんましんやアトピー性皮膚炎によるかゆみ、炎症を緩和。シミ・ソバカスを改善。柔らかいお肌へ。

MEMO　ギリシア語で「大地のリンゴ」を意味するカモミール・ローマン。カモミール・ジャーマンよりも大きな植物で、生命力のある多年草です。"子どもを守る精油"ともいわれ、子どもの心を落ち着かせて安心して眠れるようにサポートしてくれる精油です。その香りは作用同様、優しい青リンゴのような香りです。

クラリセージ—Clary Sage

学 名	Salvia sclarea
科 名	シソ科
主産地	イタリア、ニュージーランド、フランス、ブルガリア、モロッコ
抽出部位	葉、花弁
抽出法	水蒸気蒸留法
主成分	酢酸リナリル、スクラレオール、リナロール、ゲルマクレンD
作 用	強壮、血圧降下、抗うつ、消毒、抗炎症、消化促進、鎮痙、鎮静、鎮痛、通経、デオドラント、ホルモン調整、収れん
香 り	陽向の干し草のような温かみ・甘味の遠くに、ややスパイシーな刺激を感じさせる香り。
ＢＦ	3～4
NOTE	トップ～ミドル
妊娠患者への使用	通経作用があるため、妊娠中は使用禁止！月経中も控える。
注意事項	高濃度で使用すると集中力が減退するため、使用後は車の運転などは控える。酔いが回りやすくなるため、使用後のアルコール摂取も控える。

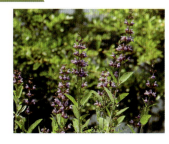

♥心：過度の不安、緊張から解放。幸福感を与える。リラックス効果。
😊身体：筋肉痛、PMSや更年期障害による症状を緩和。筋肉の緊張をほぐす。免疫力を高める。
肌：脂性肌のバランスを整える。デオドラントに。
●その他：消毒に。

MEMO　ラテン語で「明るさ」や「清浄」を意味する「クラルス」に由来する名前といわれています。ヨーロッパでは「キリストの目」と呼ばれ、クラリセージの種子から採れる粘液を用いて、目を洗っていたそうです。
　特徴成分のスクラレオールは、エストロゲン（卵胞ホルモン）と同じような働きがあるため、十分に注意して使用しましょう。

👑グレープフルーツ—Grapefruit

学 名	Citrus paradise
科 名	ミカン科
主産地	アメリカ、イスラエル、ブラジル
抽出部位	果皮
抽出法	圧搾法
主成分	d-リモネン、α-ピネン、ヌートカトン、フロクマリン、シトラール
作 用	強壮、抗うつ、殺菌、消毒、食欲促進、利尿
香 り	甘酸っぱく清涼感のある香り。やや苦味が残る点も、グレープフルーツの果実そのもの。
ＢＦ	6
NOTE	トップ
妊娠患者への使用	OK
注意事項	光毒性があるため、使用後の外出は控え、できるだけ紫外線を浴びないように、要注意。まれに皮膚刺激があるため、敏感肌の方への使用は注意。

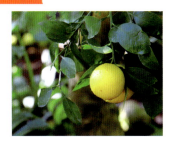

♥心：無気力を解消し、明るく元気な気分を取り戻す。リフレッシュ効果。
😊身体：体内の余計な水分を排出させ、むくみ、セルライトを解消。消化促進。血行促進。
肌：ハリや弾力を与え、脂性肌のバランスを整える。
●その他：殺菌や消毒に。

MEMO　みずみずしく爽やかな酸味を感じるグレープフルーツは、ブドウのような房状の実をつけることから、この名がつけられました。香り成分に、リンパや血管の循環を促進して体内の老廃物を排出させ、脂肪を分解・燃焼させる働きがあることがわかり、ダイエットやシェイプアップをサポートする商品に用いられています。また、感情を安定させ、やる気を呼び起こす優れたパワーも持ち合わせています。

サイプレス―Cypres

学名	Cupressus sempervirens
科名	ヒノキ科
主産地	イタリア、インド、スペイン、ドイツ、フランス、モロッコ
抽出部位	葉、果実
抽出法	水蒸気蒸留法
主成分	α-ピネン、δ-3カレン、γ-カジネン
作用	強壮、解熱、殺虫、止血、収れん、鎮痙、鎮静、デオドラント、利尿、制汗、ホルモン調整
香り	晴れた日の森林のような、ウッディーで清涼感のある香り。
BF	5～6
NOTE	ミドル～ベース
妊娠患者への使用	基本的にOK。ただし、妊娠初期や出産前後は心身がデリケートな時期なので、要注意。
注意事項	キク科植物のアレルギーのある方への使用は、要注意。精油の色が濃くシミになりやすいため、取り扱いに要注意。

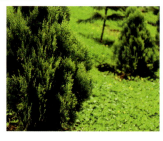

♥心：気持ちをスッキリ引き締め、冷静な判断力を与える。

☺身体：ホルモンバランスを整える。体内の余計な水分を排出させ、むくみ、セルライトを解消。デオドラント効果。

✌肌：毛穴を引き締めて、肌を明るく。脂性肌のバランスを整える。デオドラントに。

MEMO

　森林浴を連想させるウッディーな香りのサイプレスは、学名の一部「sempervirens」に「永遠に生きる」という意味があり、腐植しにくいため建材として広く利用されていました。古代エジプトやローマでは神聖な木として崇拝されており、地中海のキプロス島（Cypros）の名は、これにちなんでつけられたといわれています。
　鎮静効果があり、心を穏やかにして自然治癒力を高めてくれます。また、精油の中でも収れん作用の強さはトップグループで、肌の引き締めや開いた毛穴のケアに最適です。さらに、デオドラント効果にも優れており、スプレーや沐浴などで利用されています。

♛ サンダルウッド・インド（白檀）―Sandalwood Indian

学名	Santalum album
科名	ビャクダン科
主産地	インド、インドネシア、スリランカ、ニューカレドニア、マレーシア
抽出部位	心材
抽出法	水蒸気蒸留法
主成分	α-サンタロール、β-サンタロール、サンタレン、サンテノン
作用	強壮、去痰、駆風、催淫、収れん、消炎、消毒、鎮痙、鎮静、エモリエント、利尿
香り	日本人に馴染み深い、お香に似ているのが特徴。ノスタルジックで温かみのある、落ち着いた香り。オーストラリア産のものに比べ、香りが濃厚。
BF	5～7
NOTE	ベース
妊娠患者への使用	OK
注意事項	香りが残りやすいので、使用濃度に、要注意。

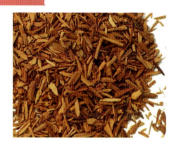

♥心：心の昂ぶりを深く鎮めて穏やかに。リラックス効果。瞑想したいときに役立つ。安眠したい時。グランディング効果（地に足をつける）も。

☺身体：血行促進。感染症を予防。喉の炎症緩和。がん予防。

✌肌：潤いを保ち毛穴を引き締め、肌を柔らかく整える。炎症肌にも。

MEMO

　原料は標高600～1,000mの乾燥地で常緑半寄生性の香木です。樹齢60～80年の木の中心部にある、黄褐色の心材から精油を抽出します。発芽から約1年以降は根をほかの植物の根に寄生させて、養分や水分を吸収しながら成長する習性を持つため、大きく育つまでに時間を要します。
　現在は伐採が追いつかず収穫量が激減しています。インドでは絶滅を危惧し、政府が法律で厳しく取り締まっている貴重な植物です。

サンダルウッド・オーストラリア―Sandalwood Australian

学 名	Santalum spicatum
科 名	ビャクダン科
主産地	オーストラリア
抽出部位	心材
抽出法	水蒸気蒸留法
主成分	α-サンタロール、β-サンタロール、サンタレン、サンテノン
作 用	強壮、去痰、駆風、催淫、収れん、消炎、消毒、鎮痙、鎮静、エモリエント、利尿
香 り	日本人に馴染み深い、お香に似ているのが特徴。ノスタルジックで温かみのある、落ち着いた香り。サンダルウッド・インドより、やや軽めなのが特徴。
Ｂ Ｆ	5～7
NOTE	ベース
妊娠患者への使用	OK
注意事項	香りが残りやすいので、使用濃度に、要注意。

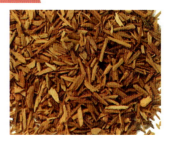

♥心：心の昂ぶりを深く鎮めて穏やかに。リラックス効果。瞑想したいときに役立つ。グランディング効果も。

☺身体：血行促進。感染症を予防。喉の炎症緩和。がん予防。

✌肌：潤いを保ち毛穴を引き締め、肌を柔らかく整える。炎症肌にも。

MEMO　西オーストラリアに自生する常緑樹から抽出される精油です。インド産のものとほとんど違いはありませんが、α-サンタロールなど、特徴成分の含有率がやや低くなっています。香りにはやや爽やかさも感じられ、心を落ち着かせてくれる重厚感があります。乱伐で収穫量が激減しているインド産に比べ、オーストラリア産のものは入手しやすくなっています。

ジャスミン・アブソリュート―Jasmine Absolute

学 名	Jasminum officinale, Jasminum grandiflorum
科 名	モクセイ科
主産地	アルジェリア、イタリア、インド、エジプト、コモロ、フランス、モロッコ
抽出部位	花弁
抽出法	有機溶剤抽出法
主成分	安息香酸ベンジル、酢酸ベンジル、酢酸フィティル、フィトール、リナロール、cis-ジャスモン、インドール
作 用	抗うつ、催淫、強壮、消毒、鎮痙、鎮静、通経、エモリエント
香 り	数ある精油の中でも、最も美しく魅惑的な香りを誇る１つ。甘く濃厚な香りが、気品溢れる女性らしさや優雅さを感じさせる。
Ｂ Ｆ	1
NOTE	ミドル～ベース
妊娠患者への使用	通経作用があるため、妊娠中の使用禁止！
注意事項	香りが強いため、精油の使用量に、要注意。まれに皮膚刺激があるため、敏感肌の方への使用は、要注意。

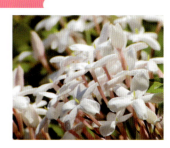

♥心：不安、躁うつを解消。感情をコントロールする。幸福感を与える。

☺身体：生殖器、呼吸器の強壮。催乳効果。

✌肌：お肌の炎症を緩和して、傷を癒す。

MEMO　エキゾチックで甘く力強い香りのジャスミンは、古くから媚薬として利用されてきました。クレオパトラが愛した香りとして有名ですが、香水に欠かすことのできない原料として現在も幅広く使われています。1tの花弁からたったの1kgしか採取できない、とても貴重な精油です。

ジュニパーベリー―Juniper

学名	Juniperus communis
科名	ヒノキ科
主産地	アルバニア、イタリア、インド、カナダ、クロアチア、ハンガリー、フランス
抽出部位	果実
抽出法	水蒸気蒸留法
主成分	α-ピネン、カンフェン、サビネン、テルピネン-4-オール、リモネン
作用	引赤、強壮、解毒、健胃、殺菌、収れん、鎮痙、通経、発汗、利尿、駆風、消毒
香り	お風呂で馴染み深い、ヒノキに似た香り。深い森林を思わせる、落ち着いた重厚感がある。
BF	4～5
NOTE	ミドル
妊娠患者への使用	通経作用、分娩促進作用があるため、妊娠中の使用禁止！
注意事項	長期間の使用や多量の使用は、腎臓に負担を掛けるため、要注意。肝臓病の方への使用も要注意。

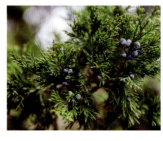

♥心：集中力を高めて、頭脳明晰に。

☺身体：新陳代謝を促進。体内の余計な水分を排出させ、むくみ、セルライトを解消。泌尿器系のトラブルに。

✌肌：ニキビなどの肌トラブルを改善。皮膚再生を促進。

MEMO 　ジュニパーはヒノキ科の針葉樹で、小さな黄色の花を咲かせた後に、黒く柔らかい実を実らせます。古代ギリシャでは葬儀の際の悪霊祓いとして焚かれたり、その後も高い浄化・殺菌効果で知られ、コレラなどの伝染病や咬傷の治療、空気の浄化に用いられていました。現在でもお酒のジンの香りづけに使われていますが、17世紀にオランダの医師が利尿作用を期待してつくった薬用酒が、始まりといわれています。

スイートマージョラム―Sweet Marjoram

学名	Origanum majorana
科名	シソ科
主産地	イギリス、エジプト、スペイン、チュニジア、ハンガリー、フランス、リビア
抽出部位	葉
抽出法	水蒸気蒸留法
主成分	テルピネン-4-オール、サビネン、ρ-シメン、γ-テルピネン、リナロール、リモネン
作用	強壮、去痰、血圧降下、血行促進、鎮痙、鎮静、鎮痛、通経、消毒、駆風
香り	ややスパイシーで青々しく、清涼感のある中にほのかな甘みを感じる香り。
BF	2～3
NOTE	トップ～ミドル
妊娠患者への使用	通経作用があるため、妊娠中の使用禁止！月経中も使用を控える。
注意事項	長期間の使用や多量の使用は、感覚を鈍らせる可能性があるため、要注意！低血圧の方への使用は要注意。

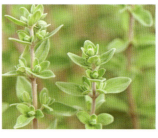

♥心：リラックス効果。不安、緊張、ストレス、孤独感から解放。

☺身体：筋肉痛、リウマチ痛、冷え性を改善。消化不良、下痢、嘔吐など胃腸の不調を改善。

✌肌：シワ・シミを予防。

MEMO 　語源はラテン語で「より長い」を意味するMajorに由来し、長寿につながるハーブとしても知られています。古代ギリシアでは、マジョラムはこの世を去った死者の魂に永遠の幸せをもたらすとして、お墓に植えられていました。また、純愛を象徴し、新婚夫婦の愛と名誉を願って、花で頭を飾る冠を贈る習慣もあったそうです。現在でも、料理の香りづけとして親しまれているハーブです。

精油図鑑・基材図鑑

👑 ゼラニウム―Geranium

学 名	Pelargonium graveolens, Pelargonium odoratissimum
科 名	フクロウソウ科
主産地	アルジェリア、イタリア、エジプト、スペイン、フランス、フランス領レユニオン島、マダガスカル、モロッコ
抽出部位	葉
抽出法	水蒸気蒸留法
主成分	シトロネロール、ゲラニオール、リナロール、イソメントン
作 用	強壮、鎮痛、鎮静、利尿、収れん、殺菌、抗真菌、皮脂分泌調整、皮膚細胞成長促進、ホルモン調整、消毒、抗うつ
香 り	軽やかな甘味の奥にやや青々しさがあり、透き通るような香り。ややローズ・オットーに似ている。
B F	3～4
NOTE	ミドル
妊娠患者への使用	基本的にOK。ただし、妊娠初期は心身がデリケートな時期なので、要注意。
注意事項	まれに肌刺激があるため、敏感肌の方や肌の弱い方への使用は、要注意。

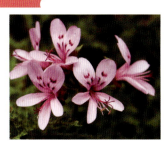

❤️心：情緒不安定、ストレス、不安、うつから解放。

😊身体：PMSを緩和。むくみを改善。

✌️肌：毛穴を引き締めて、肌を明るく。肌のバランスを整える。デオドラントに。

MEMO	名前の由来はラテン語の「Palargos；コウノトリ」です。種子の形がコウノトリのくちばしに似ていることから、この名がついたといわれています。 　ヨーロッパでは、優れた治癒力を持ち悪霊除けになる薬草とされ、家の周りにたくさん植えられ、今でも窓辺にゼラニウムの鉢植えを置く習慣が残っているようです。さらに女性特有のさまざまな症状を緩和し、心身のバランスを整えてくれ、特に妊婦さんには赤ちゃんがお腹の中で安心して過ごせるように、身体を整える作用があるといわれています。

👑 ティートリー―Tea Tree

学 名	Melaleuca alternifolia
科 名	フトモモ科
主産地	オーストラリア、ジンバブエ
抽出部位	葉
抽出法	水蒸気蒸留法
主成分	テルピネン-4-オール、γ-テルピネン、α-テルピネン、1.8シネオール、α-ピネン、リモネン
作 用	強壮、去痰、殺菌、抗菌、抗真菌、抗ウイルス、消毒、発汗、免疫賦活
香 り	スッキリとした中に木の温もりを感じさせる、清々しく柔らかな香り。
B F	3～5
NOTE	トップ
妊娠患者への使用	基本的にOK。ただし、妊娠初期や出産前後は心身がデリケートな時期なので、要注意。
注意事項	ごくまれに皮膚刺激があるため、敏感肌の方への使用は要注意。

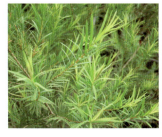

❤️心：無気力な気持ちをリフレッシュさせ、集中力を高める。

😊身体：呼吸器系の不調や花粉症の諸症状を緩和。風邪、インフルエンザを予防。

✌️肌：火傷、日焼けによる炎症を緩和。ニキビ、水虫、虫刺され、擦過傷、切り傷や化膿などの治癒を促進。

MEMO	キャプテン・クックがオーストラリアに初めて足を踏み入れた際、先住民・アボリジニがティートリーの葉の優れた特性を活かし、万能薬として活用していたそうです。また、近代アロマテラピーの礎を築いたフランスの軍医・ジャンバルネ博士は、第2次大戦時、インドシナ戦争中に前線から送られてくる負傷者に、ティートリーを用いて傷の手当てをしていたそうです。

ネロリ―Neroli

学名	Citrus auratium
科名	ミカン科
主産地	イタリア、エジプト、コモロ、スペイン、チュニジア、フランス、ポルトガル、モロッコ
抽出部位	花弁
抽出法	水蒸気蒸留法
主成分	リナロール、ゲラニオール、α-テルピネオール、リモネン、酢酸リナリル、酢酸ゲラニル、ネロリドール
作用	皮膚細胞成長促進、エモリエント、血圧降下、抗うつ、鎮痙、鎮静、強壮、催淫、殺菌、消化促進、消毒、デオドラント
香り	数ある精油の中でも最も美しく、幸福感を与える香りを持つ1つ。オレンジ・ビターの爽やかな甘味・酸味と、華やかさが豊かに拡がる香り。
BF	1～2
NOTE	トップ
妊娠患者への使用	基本的にOK。ただし、妊娠初期や出産前後は心身がデリケートな時期なので、要注意。
注意事項	高濃度で使用すると頭痛を引き起こす可能性があるため、低濃度での使用がオススメです。リラックス効果が高いため、使用後はなるべく車の運転などは控える。

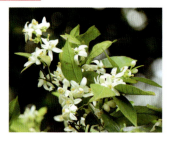

♥心：情緒不安定、ストレス、不安、うつから解放。

☺身体：自律神経の働きを整える。ストレス性の身体の不調、更年期障害、PMSなどを緩和。

✌肌：アンチエイジング効果。シミ・ソバカスなどの色素性沈着を予防。肌のバランスを整える。

MEMO 　名前の由来は、17世紀イタリアのネロラ公国の后妃アンナ・マリア（アンナ・マリー・デ・ネロリ）がこよなく愛した香りにちなんで、つけられたといわれています。革手袋の着用が流行し、男性も女性も手袋に香りをつけていましたが、王女が手袋だけでなくあらゆる物につけ香りを楽しんでいたため、貴族の間でもこの香りが評判になったそうです。こうして、今日まで香水の成分として親しまれてきました。

パチュリ―Patchouli

学名	Pogostemon cablin, Pogostemon patchouli
科名	シソ科
主産地	インド、インドネシア、パラグアイ、ミャンマー、ブラジル、マレーシア
抽出部位	葉
抽出法	水蒸気蒸留法
主成分	パチュロール、パチュリアルコール、α-ブルセネン、α-パチュレン、オイゲノール
作用	鎮痙、鎮静、鎮痛、利尿、皮膚細胞成長促進、デオドラント、制汗、催淫、強壮、抗うつ、抗真菌、収れん、抗炎症、消毒、虫除け
香り	スモーキーで深みのある、墨汁に似た香り。どこかノスタルジックで、独特のコクを感じさせる。
BF	2～3
NOTE	ベース
妊娠患者への使用	OK
注意事項	特になし

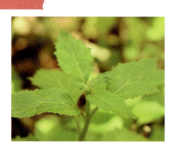

♥心：情緒不安定、うつ、不安、緊張から解放。気持ちを穏やかに落ち着ける。

☺身体：血行促進。身体を温め、冷え、むくみを改善。セルライト、月経痛、更年期障害を緩和。

✌肌：ハリや弾力を与える。傷、湿疹、肌荒れを改善。

MEMO 　独特の香りを持つパチュリには防虫効果があり、インドではかつてヨーロッパに輸出するカシミヤなどの、高価な織物やショールの防虫剤として使われていました。また、マレーシアや中国でも、虫刺されや毒蛇・蜂に刺された際の解毒剤として使われてきました。
　パチュリの精油は年数が経つにつれ熟成し、品質と香りがよくなるといわれています。また、ほかの精油とともに使うと、香りを長持ちさせる保留剤にもなります。

精油図鑑・基材図鑑

ブラックペッパー—Black Pepper

学名	Piper nigrum
科名	コショウ科
主産地	インド、マレーシア、マダガスカル
抽出部位	果実
抽出法	水蒸気蒸留法
主成分	β-カリオフィレン、ファルネセン、リモネン、α-ピネン
作用	強壮、駆風、血行促進、解熱、健胃、消毒、消化促進、筋肉弛緩、引赤、緩下、鎮痙、鎮痛、利尿
香り	スパイシーで鋭い香り
BF	2～3
NOTE	トップ
妊娠患者への使用	基本的にOK。ただし、妊娠初期は心身がデリケートな時期なので、要注意。
注意事項	高濃度での使用は、皮膚や肝臓への刺激・負担となるため、使用量・濃度に、要注意。肝臓病の方への使用は控える。

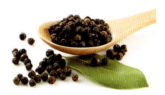

♥心：沈んだ気持ちを明るく。無関心、無感動な心に温かい感情を取り戻す。

☺身体：冷え性、肩こり、腰痛、筋肉痛などを緩和。消化促進。

✌肌：しもやけ、打ち身を改善。

MEMO 　胡椒の木の実が完全に熟す前に収穫し、乾燥させたものがこのブラックペッパーです。完熟してから収穫・乾燥させ水で柔らかくして皮をむいたものはホワイトペッパーです。抗菌・防腐・防虫作用があり、大航海時代では食料を長期保存するのに珍重されました。後にヨーロッパでは料理に使用されるようになり非常に重宝され、香辛料の中でも最も高価なものとして貨幣の代替に用いられていたようです。
　輸入をしていたヴェネチアの人々は、胡椒を「天国の種子」と呼び、さらに価値を高めていたそうです。

♛ フランキンセンス（オリバナム；乳香）—Frankincense（Olibanum）

学名	Boswellia carterii, Boswellia thurifera
科名	カンラン科
主産地	アラビア、イラン、エジプト、エチオピア、サウジアラビア、スーダン、ソマリア、フランス、レバノン
抽出部位	樹脂
抽出法	水蒸気蒸留法
主成分	α-ピネン、β-ピネン、リモネン、シメン、サビネン、テルピネン-4-オール
作用	強壮、去痰、駆風、消化促進、鎮痙、鎮静、抗炎症、抗菌、抗うつ、利尿、皮膚細胞成長促進、収れん、デオドラント、エモリエント
香り	甘味とやや酸味のある、まろやかで深い木の香り。
BF	3～5
NOTE	ミドル～ベース
妊娠患者への使用	OK
注意事項	特になし

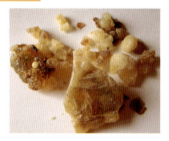

♥心：不安、緊張、恐怖、うつ、パニックから解放。

☺身体：呼吸器系の感染症やぜんそくを緩和。身体を温め、冷え性を改善。

✌肌：アンチエイジング効果。シワ、たるみ、乾燥肌、老化肌、あかぎれを改善。

MEMO 　中世フランス語のfranc encense「真正なる香」に由来する名前のフランキンセンスは、樹皮に傷がつくとミルク色の樹脂がにじみ出ることから「乳香」とも呼ばれています。紀元前40世紀にはエジプトでお香として利用され、聖書にも神への捧げものとして香りの調合に乳香の記述が残されているそうです。また『新約聖書』の中で、イエス・キリストが誕生した際に、東方の三賢人が黄金や没薬（ミルラ）とともに捧げたものとして有名です。10世紀には日本にもシルクロードを通じて伝わり現代にいたるまで、香炉で用いられています。美容や心の浄化、瞑想などさまざまな面で利用されており、世界で最も歴史ある薫香の１つです。

ベチバー―Vetiver

学名	Vetiveria zizanioides
科名	イネ科
主産地	インド、インドネシア、エルサルバドル、タヒチ、中国、ハイチ
抽出部位	根
抽出法	水蒸気蒸留法
主成分	ベチベロール、ベチベロン
作用	鎮静、鎮痛、抗炎症、抗菌、強壮、血行促進、駆風、皮膚細胞成長促進、収れん、消化促進、消毒、利尿、虫除け、催淫
香り	雨に濡れた土を連想させる、複雑な香り。スモーキーで重厚感があり、ほんのりと甘味が残る。
BF	5～7
NOTE	ベース
妊娠患者への使用	OK
注意事項	香りが強いので、使用量・濃度に、要注意。

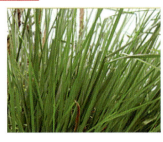

♥ 心：ストレス、不安、うつから解放。昂ぶった感情を落ち着かせる。

☺ 身体：筋肉痛を緩和。疲労回復。リウマチや、のど・鼻など呼吸器の不調を緩和。

✌ 肌：細胞成長促進。ニキビ、かゆみ、肌荒れなどを改善。

MEMO

　ススキによく似たベチバーの名前は、インドのタミール語で「掘り起こした根」に由来しています。別名は「クスクス」で「香り高い根」という意味を持ち、色は濃い琥珀色、抽出後に熟成させるほど質がよく、香りが強くなるという性質を持っています。
　防虫効果があることも古くから知られており、粉末にして織物などを害虫から守っていたそうです。さらに、ストレスや緊張に優れた効果があるとされ「静寂の精油」ともいわれています。現在でも、多くの香水のベースとして高級感漂うウッディな香りづくりに役立っています。

ペパーミント―Peppermint

学名	Mentha piperita
科名	シソ科
主産地	アメリカ、イギリス、イタリア、インド、オーストラリア、スペイン、中国、ブラジル、フランス
抽出部位	葉
抽出法	水蒸気蒸留法
主成分	ℓ-メントール、ℓ-メントン、メントフラン、1.8シネオール
作用	去痰、駆風、解熱、健胃、収れん、消炎、頭脳明晰、鎮痙、鎮痛、通経、発汗
香り	誰もが慣れ親しんだ「ハッカ」の香り。清涼感のあるクールな香りが鼻腔を通り抜けた後、控えめな甘味が遠くに残る。
BF	1
NOTE	トップ
妊娠患者への使用	通経作用があるため、妊娠中の使用禁止！授乳中の使用も控える。
注意事項	まれに皮膚刺激があるため、使用量・濃度に、要注意。また、吸入する際は、必ず目を閉じること。てんかん、高血圧、心臓疾患の既往のある方への使用は禁止！

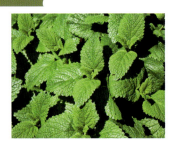

♥ 心：気分をリフレッシュ。眠気解消。興奮、怒りなど昂ぶった感情を落ち着かせる。

☺ 身体：吐き気、胃のむかつき、乗り物酔いを緩和。鼻づまりや花粉症の諸症状、筋肉痛を軽減。冷却効果と加湿効果。

✌ 肌：かゆみ、炎症を緩和。

MEMO

　ペパーミントといえばガムや清涼菓子、歯磨き粉と連想できるほど、現在でも広く親しまれているハーブです。ペパーミントはスペアミントとウォーターミントの交配種です。清涼感の強い香りは、呼吸器系や消化器系の不快感を緩和させるため、市販薬でも利用されています。また、虫よけやネズミよけの効果もあるとされています。学名Mentha（メンタ）は、ギリシャ神話に登場する妖精メンテの名が語源という説があります。古代ローマでは解毒作用を期待し、宴会の際にはペパーミントでつくった冠を被っていたそうです。

ベルガモット ─ Bergamot

学名	Citrus bergamia
科名	ミカン科
主産地	イタリア、ギニア、チュニジア、モロッコ
抽出部位	果皮
抽出法	圧搾法
主成分	リモネン、酢酸リナリル、γ-テルピネン、リナロール、ベルガプテン
作用	強壮、去痰、駆風、解熱、健胃、鎮痙、鎮静、鎮痛、抗うつ、抗菌、抗ウイルス、消化促進、発汗、デオドラント、消毒
香り	柑橘系の精油の中でも甘味が濃く、目の前で果実を切り分けたような、青々としたフレッシュな香りが特徴。
BF	5～6
NOTE	トップ
妊娠患者への使用	OK
注意事項	皮膚刺激が強いため、使用量・濃度に、要注意。光毒性があるため、使用後の外出は控え、できるだけ紫外線を浴びないように注意。

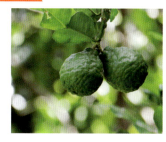

♥心：沈んだ気持ちを明るく。不安、イライラ、ストレスから解放。不眠を改善。

☺身体：下痢、便秘などの胃腸のトラブルを解消。食欲不振を軽減し、過食を予防。

✌肌：ニキビ、吹き出物、ストレス性の肌荒れを改善。

MEMO 柑橘類の中でもベルガモットは香料として利用されることが多く、フレーバーティーとして人気のアールグレイの香りづけや香水に使われています。交配種で春～夏にかけて白い花を咲かせ、秋に果実を収穫します。古くからイタリアでは民間療法に用いられ、その名の由来はイタリアのベルガモやトルコ語の「Beg armudi；梨の王」からつけられたという説があります。1970年代には、植物誘導体研究所所長パオロ・ロベスティが、精神治療薬として有効であることを発見しています。光毒性があるため、スキンケアなどに使用の際は、ベルガプテン除去処理をしたBGF（ベルガプテンフリー）、あるいはFCF（フロクマリンフリー）のものを使うことをオススメします。

ベンゾイン（安息香）─ Benzoin

学名	Styrax benzoin, Styrax tonkinensis
科名	エゴノキ科
主産地	インドネシア、タイ、ベトナム、マレーシア、ラオス
抽出部位	樹脂
抽出法	有機溶剤抽出法
主成分	安息香酸、コンフィルエーテル、桂皮酸ベンジル、安息香酸ベンジル、バニリン
作用	去痰、駆風、抗炎症、鎮静、収れん、消毒、頭脳明晰、デオドラント、利尿、血行促進
香り	スイーツや完熟したフルーツを思わせる、とろけるような甘いバニラの香り。
BF	5～7
NOTE	ベース
妊娠患者への使用	妊娠初期の使用は、要注意。
注意事項	低温で凝固する性質があるため、保管状態・保管場所に、要注意。まれに皮膚刺激があるため、使用量・濃度に、要注意。

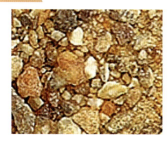

♥心：不安、緊張、孤独感、喪失感から解放。

☺身体：去痰など、呼吸器系の不調を緩和。

✌肌：乾燥によるあかぎれ、しもやけ、ヒビ割れなど、肌荒れを改善。

MEMO ベンゾインは別名「安息香」といい、痰を切って呼吸を楽にすることからつけられたとされています。濃厚で甘く温かみのある香りは、人の心を穏やかにします。タイ産のシャム・ベンゾインが高品質ですが生産量が少なく、スマトラ産のスマトラ・ベンゾインが主流です。古代では、フランキンセンスやミルラとともに、悪霊祓いや宗教的な儀式の薫香として使われていただけでなく、薬や香水の原料としても役立っていました。現在では、香りを持続する性質から、気化しにくくするために保留剤としてブレンドすることもあります。

ミルラ（マー；没薬）—Myrrh

学 名	Commiphora Myrrha, Commiphora abyssinica
科 名	カンラン科
主産地	インド、エジプト、エチオピア、エリトリア、ソマリア、モロッコ
抽出部位	樹脂
抽出法	水蒸気蒸留法
主成分	エレメン、シンナムアルデヒド、オイゲノール
作 用	強壮、去痰、駆風、健胃、抗炎症、殺菌、収れん、消毒、消化促進、鎮静、通経、デオドラント
香 り	スモーキーで濃厚な、ムスクの香り。
ＢＦ	3〜4
NOTE	ベース
妊娠患者への使用	通経作用があるため、妊娠中の使用禁止！
注意事項	月経中の使用は控える。

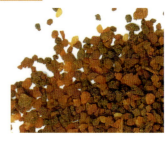

♥心：緊張、不安、ストレスから解放。

☺身体：呼吸器系や泌尿器系の、感染症全般を改善。口内炎の緩和。

✌肌：あかぎれ、しもやけ、凍傷、擦過傷などの炎症を緩和。日焼け予防。潤いを保つ。

MEMO　ミルラの語源が「ミイラ」であるように、古代エジプトではミイラをつくる際に、優れた防腐・殺菌効果があることから多用されていた精油として知られています。また『新約聖書』の中で、イエス・キリストが誕生した際に、東方の三賢人が黄金やフランキンセンス（オリバナム／乳香）とともに捧げたものとしても有名です。
　その香りはムスクに似て独特な甘味・苦味を漂わせ、"偉大な医者"のシンボルとされていました。

メリッサ（レモンバーム）—Melissa

学 名	Melissa officinalis
科 名	シソ科
主産地	アイルランド、イギリス、イタリア、エジプト、スペイン、ドイツ、フランス
抽出部位	葉、花弁
抽出法	水蒸気蒸留法
主成分	ゲラニオール、ネラール、β-カリオフィレン、ゲルマクレンD、シトロネラール、メチルヘプテノン、t-β-オシメン
作 用	強壮、駆風、鎮痙、鎮静、鎮痛、通経、抗うつ、消化促進、抗アレルギー、抗炎症、抗菌、抗真菌、抗ヒスタミン、抗がん、血圧降下
香 り	柑橘系の爽やかさと、フローラル系の優しい甘味を兼ね揃えた、上品な香り。
ＢＦ	1
NOTE	トップ〜ミドル
妊娠患者への使用	通経作用があるため、妊娠中の使用は禁止！
注意事項	前立腺肥大・緑内障の既往のある方への使用は禁止！　また、高濃度での使用は皮膚への刺激があるため、使用量・濃度に、要注意。

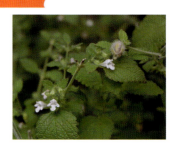

♥心：不安、憂うつな気持ちを解消し、明るく前向きな気持ちに。感情をコントロールする。

☺身体：消化不良、吐き気、咳、気管支炎を緩和。頭痛、生理痛を軽減。高血圧に効果的。

✌肌：じんましん、湿疹を改善。頭皮の皮脂を抑え、抜け毛を予防。

MEMO　メリッサは「レモンバーム」の名で親しまれ、古くから万能薬として多くの人に重宝されてきました。16世紀に活躍したスイス医師のパラケルススは、メリッサのことを「生命のエリキシル（万能薬）」と呼んでいるほどです。
　その名前の由来は、蜜蜂がメリッサの花を好むことから、ギリシア語で「蜜蜂」を意味する「メリッサ」からつけられたとされています。心身ともにさまざまな効果を期待できる精油ですが、採油率が非常に低く、ごくわずかしか採油できないため純粋な精油は少なく、希少価値の高い精油です。

ユーカリ（ユーカリプタス）—Eucalyptus

学名	Eucalyptus globulus
科名	フトモモ科
主産地	アメリカ、オーストラリア、スペイン、中国、メキシコ、フランス、ポルトガル、マダガスカル、南アフリカ
抽出部位	葉
抽出法	水蒸気蒸留法
主成分	1.8シネオール、α-ピネン
作用	引赤、去痰、解熱、抗ウイルス、消炎、消毒、鎮痙、鎮痛、殺菌、抗真菌、殺虫
香り	シャープで透明感があり、冬の朝の空気のような、清々しさを思わせる香り。
BF	2〜3
NOTE	トップ
妊娠患者への使用	OK
注意事項	まれに皮膚刺激があるため敏感肌の方への使用は要注意。刺激性が強いため、高血圧、てんかんの既往のある方への使用は禁止！

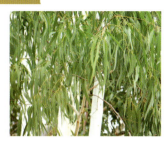

♥心：集中力を高めて、頭脳明晰に。
☺身体：鼻や喉の不快症状を緩和。免疫力を強化。
✌肌：水虫、ヘルペスなどの細菌感染予防。湿疹、擦過傷などの炎症を緩和。防虫効果。

MEMO 　ユーカリは乾燥地でも真っ直ぐによく育ち、大地をあっという間に緑の葉で覆ってしまう、生命力の強い樹木です。湿地帯でも土地の水はけをよくして、健康な土壌をつくることに役立つとされています。そのため、アルジェリアでは深刻なマラリアの熱病地域にユーカリを植え、5年間で空気を清浄化したそうです。また、オーストラリアの先住民・アボリジニは古くから「キノ」と呼ばれる軟膏を傷口に塗り、治療薬として役立てていたそうです。ヨーロッパ人はアボリジニから植物の特性を学び、その知識を母国に持ち帰り、地中海沿岸で栽培するようになりました。

ラベンダー—Lavender

学名	Lavandula angustiolia, Lavandula officinalis
科名	シソ科
主産地	イギリス、イタリア、ハンガリー、フランス
抽出部位	葉、花弁
抽出法	水蒸気蒸留法
主成分	酢酸リナリル、リナロール、ラバンデュロール
作用	強壮、駆風、血圧降下、抗ウイルス、抗うつ、皮膚細胞成長促進、鎮痙、鎮静、鎮痛、抗真菌、消炎、通経、デオドラント、発汗、利尿、抗炎症、消毒
香り	一面のラベンダー畑を思わせる、清々しく甘い香り。ウッディーで温かみや重厚感があり、柔らかに鼻腔に残る。
BF	5〜6
NOTE	ミドル
妊娠患者への使用	通経作用があるため、妊娠初期の使用は禁止！
注意事項	催眠作用が強すぎる場合があるため、車の運転や集中力を要する作業の前は、要注意。

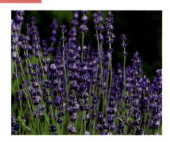

♥心：自律神経のバランスを整える。深いリラックス効果。安眠効果。不眠を改善。
☺身体：全般的な痛みを緩和。呼吸器系の感染症全般を緩和。免疫力強化。
✌肌：皮膚炎、湿疹、火傷、ニキビ、シミの改善。防虫効果。

MEMO 　ラベンダーは、ラテン語のLavo（洗う）やLiveo（青みがかった鉛色）、イタリア語のLavanda（洗い物）などが語源とされています。近代アロマテラピーの発展に大きく関与したフランス人化学者のルネ・モーリス・ガットフォセが、実験室にあったラベンダーの精油を火傷した患部に塗ってみたところ、患部が綺麗に回復するほどの効果があり、それから抗菌作用や創傷治癒効果に着目していったという経緯の記録が残されているそうです。また、フランス人軍医ジャン・バルネ博士は、第二次世界大戦・インドシナ戦争で負傷した兵士の手当てのためにラベンダーを用いています。

レモン—Lemon

学 名	Citrus limon
科 名	ミカン科
主産地	アメリカ、イスラエル、イタリア、スペイン、ブラジル、南アフリカ
抽出部位	果皮
抽出法	圧搾法
主成分	d-リモネン、β-ピネン、γ-テルピネン、α-ピネン、サビネン、ゲラニオール、シトラール
作 用	強壮、駆風、健胃、解熱、緩下、血圧降下、抗ウイルス、殺菌、収れん、利尿、エモリエント
香 り	弾けるようなみずみずしさが特徴。甘酸っぱさの奥にやや苦みのある、果実そのままの爽やかな香り。陽向を思わせる温かみも。
ＢＦ	4
NOTE	トップ
妊娠患者への使用	OK
注意事項	光毒性があるため、使用後の外出は控え、できるだけ紫外線を浴びないように注意。まれに皮膚刺激があるため、敏感肌の方への使用は、要注意。

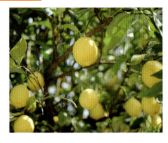

♥心：リフレッシュ効果。集中力や記憶力を高める。

☺身体：胸焼け、消化不良、吐き気を緩和。デトックス効果。殺菌効果。生活習慣病を予防。

✄肌：毛穴を引き締め、脂性肌のバランスを整える。かゆみを緩和。

MEMO　目が覚めるようなフレッシュさと清潔さを感じる香りを周囲に放ちます。すでに古代エジプト人は肉や魚など食料の傷みを防ぐために利用していたとされ、さらにプリニウスの『博物誌』でも、果実が解毒剤として用いられていたとの記述が残されています。また、アロマテラピーの基礎を築いたフランス人医師のジャン・バルネが、レモンを用いた研究による殺菌作用（髄膜炎菌15分、腸チフス1時間、黄色ブドウ球菌3時間）を発表して以来、今日まで感染症の予防や空気清浄、デオドラントなどさまざまな形で活躍しています。

レモングラス—Lemongrass

学 名	Cymbopogon citrarys（西インド型）, Cymbopogon flexuosus（東インド型）
科 名	イネ科
主産地	インド、インドネシア、オーストラリア、スリランカ、西インド諸島、ネパール、ベトナム
抽出部位	葉
抽出法	水蒸気蒸留法
主成分	シトラール、リナロール、シトロネラール、ゲラニオール
作 用	強壮、駆風、抗真菌、抗うつ、殺菌、殺虫、消化促進、消毒、デオドラント、利尿
香 り	その名の通り、レモンに似た爽やかな酸味の中に、草原のような青々しさと甘味を感じる香り。
ＢＦ	1
NOTE	トップ
妊娠患者への使用	妊娠初期の使用は控える。
注意事項	高濃度での使用は皮膚への刺激があり使用量・濃度に、要注意。

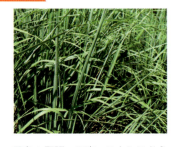

♥心：緊張、不安、ストレスから解放。集中力を高める。

☺身体：消化促進効果。筋肉痛、腰痛などの疲労回復。

✄肌：ニキビを改善。水虫、ヘルペスなど細菌感染を予防。

●その他：空気の浄化。

MEMO　エスニック料理の香りづけやハーブティとしても人気のあるレモングラスは、インドでは数千年前から伝承医学（アーユルヴェーダ）で「冷やすハーブ」として、また「チューマナ・プールー」という名で広く知られ、感染症の治療や解熱、鎮静、疾病の進行止め、消臭剤、殺虫剤、香辛料として活用されていました。現在でも虫が嫌う成分により、虫よけなどの商品に含まれています。特徴成分でもあるシトラールは真菌に効果があるとされ、特に東インド型は効力が高く、空気清浄に役立ちます。

ローズ・アブソリュート─Rose Absolute

学　名	Rosa centifolia, Rosa damascena
科　名	バラ科
主産地	トルコ、フランス、ブルガリア、モロッコ
抽出部位	花弁
抽出法	有機溶剤抽出法
主成分	ゲラニオール、シトロネラール、フエニルエチルアルコール、ネロール
作　用	緩下、強壮、抗うつ、催淫、皮膚細胞成長促進、収れん、消炎、鎮静、通経、ホルモン調整、利尿
香　り	朝露に濡れたバラのような、上品な香り。濃密かつまろやかで、女性らしい華やかさ・エレガントさを感じられる。
Ｂ　Ｆ	1～2
NOTE	ミドル～ベース
妊娠患者への使用	通経作用があるため、妊娠中の使用禁止！
注意事項	作用が強力なため、高濃度での使用は控える。

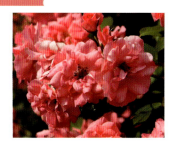

♥心：緊張、不安、ストレスから解放。感情をコントロールする。

☺身体：ホルモンバランスを整える。PMS や更年期障害による諸症状を緩和。

肌：細胞成長を促進。アンチエイジング効果。乾燥肌・敏感肌のバランスを整える。

MEMO　香りの素晴らしさ・美しさから「香りの女王」「花の女王」とも呼ばれ、クレオパトラに深く愛された香りです。アントニウスを誘惑する為にこの花を用いた、という逸話もあります。水蒸気蒸留法を発明した中世アラビアの医師・イブン・シーナが初めに使ったのがバラの花で、治療に用いられていたそうです。ローズ・オットーとは抽出方法が異なり比較的多く抽出されるため、ローズ・オットーよりも安い価格で手に入ります。熱が加えられていない分、濃縮されたような香りを感じますが、溶剤が残ることがあり、人によっては肌に刺激を感じる場合があり、肌の弱い方には使用前のパッチテストをオススメします。近年では育毛効果も期待され、育毛剤の成分にも用いられています。

ローズ・オットー─Rose Otto

学　名	Rosa damascena
科　名	バラ科
主産地	トルコ、モロッコ、フランス、ブルガリア
抽出部位	花弁
抽出法	水蒸気蒸留法
主成分	ゲラニオール、シトロネラール、フエニルエチルアルコール、ネロール
作　用	緩下、強壮、抗うつ、催淫、皮膚細胞成長促進、収れん、消炎、鎮痙、鎮静、通経、ホルモン調整、抗炎症、利尿
香　り	若いフルーツのような、みずみずしさと鮮やかさが特徴。甘くて豊かな、ゴージャスな香り。
Ｂ　Ｆ	1
NOTE	トップ～ミドル
妊娠患者への使用	通経作用があるため、妊娠中の使用は禁止！
注意事項	香りが強いため、使用量・濃度に、要注意。また、低温で凝固する性質があるため、保管状態・保管場所に、要注意。

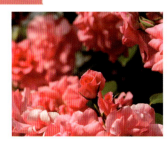

♥心：ストレス、緊張から解放。気分を明るく高揚させる。

☺身体：ホルモンバランスを整える。PMS や更年期障害による諸症状を緩和。

肌：スキンケア効果。毛穴を引き締め、ハリや弾力を与える。

MEMO　ダマスクローズの花弁を水蒸気蒸留法によって抽出した精油で、「オットー」はトルコ語で水を意味します。原料の花弁は太陽の熱で温まると精油成分が気化してしまうため、早朝に摘み取り、すぐに蒸留かけられます。精油1滴に必要な花弁は200個分で、特にブルガリア産は最も高品質な精油です。溶剤を使わないのでサラっとしていて肌への刺激が少なく、スキンケアやボディトリートメントなどに向いています。

　中世ヨーロッパでは、不老長寿の媚薬や若返りの薬として、多くの人が肌をいつまでも若く保つために利用していたそうです。

ローズマリー―Rosemary

学 名	Rosmarinus officinalis
科 名	シソ科
主産地	アメリカ、イタリア、スペイン、チュニジア、フランス、ポルトガル、モロッコ
抽出部位	葉
抽出法	水蒸気蒸留法
主成分	1.8 シネオール、カンファー、ボルネオール、β-カリオフィレン、酢酸ボルニル
作 用	強壮、去痰、駆風、健胃、消化促進、血圧上昇、抗うつ、収れん、頭脳明晰、鎮痙、鎮痛、通経、発汗、利尿、消毒
香 り	樟脳（しょうのう）にも似た、清涼感のあるスッキリとした香り。落ち着きのある香りが、ヒンヤリと鼻腔を通る。
BF	2～3
NOTE	トップ～ミドル
妊娠患者への使用	通経作用があるため、妊娠中の使用は禁止！ また、授乳中の使用も控える。
注意事項	高濃度での使用は、皮膚への刺激があるため、使用量・濃度に、要注意。また、刺激が強いため高血圧、てんかんの既往のある方への使用は禁止！

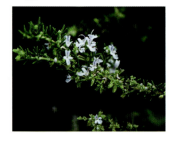

♥ 心：不安、イライラから解放。集中力を高める。心のバランスを整える。

😊 身体：肝臓、胆嚢の機能調整。生活習慣病を予防。むくみ、冷え性を改善。

✌ 肌：細胞成長を促進。ニキビ、あかぎれの症状を緩和。ハリや弾力を与える。

MEMO

　地中海沿岸に生育するローズマリーは小さな青い花をつけることから、ラテン語で「ros（露）」と「marinus（海の）」で「海の雫」という意味の学名を持っています。聖母マリアが自分の青いマントをローズマリーに掛けたところ、白かった花が青色に変わったという説があり、「マリア様のバラ」とも呼ばれています。

　清涼感のあるシャープな香りは心身を目覚めさせ、記憶力や集中力を高めるといわれています。高齢だった中世ヨーロッパのハンガリー王妃・エリザベート1世がローズマリーを使ったところみるみる若返り、隣国ポーランドの王子からプロポーズされたといわれています。

2. 基材とは

　基材とは、精油を希釈する材料をいいます。"植物のホルモン"とも呼ばれる精油には、植物が生きていくためのパワーがたっぷりと凝縮され濃度・純度がとても高いため、原液のままでは刺激や香りが強すぎて効果を十分に得られなかったり、心地よさがジャマされてしまうことがあるのです。そこで、基材で希釈して濃度調整することで、精油本来のパワーを発揮できるのです。基材は、精油に比べると裏方になりがちですが、アロマテラピーには欠かせない存在です。

　基材には多数種あり、効能や特性が異なります。それぞれの特徴を把握したうえで、目的・用途に合わせて適切な基材を選びましょう。

基材を上手に利用する秘訣

STEP1. **精油を選ぶ**：好みの香り、もしくは目的に応じた効果をもたらしてくれる精油を、選びます。
STEP2. **キャリアオイルと精油を混ぜる**：ビーカーにキャリアオイルを入れ、決まった分量の精油を落として、よく混ぜます。トリートメントツールとして使用する場合は、1.0％以下まで希釈する必要があります。

キャリアオイル量	10mL	20mL	30mL
0.5%濃度	1滴	2滴	3滴
1.0%濃度	2滴	4滴	6滴

STEP3. 正しく保存する：精油をキャリアオイルで希釈した後は必ず冷暗所で保管し、使用期限を守ってできるだけ早めに使い切るようにしてください。また、香りの変化を感じたら、それ以降の使用は中止することが大切です。純正のものや酸化しやすい植物油脂には、特に注意しましょう。

Case Study

Q1. 1.0%濃度のトリートメントオイルをつくる際に、精油を3滴入れたい場合、この滴数で妥当と思われる、植物油の量は何mLですか？ 正しいものを1つ選んでください（p.68に回答あり）。

A. 5mL　　B. 10mL　　C. 15mL　　D. 20mL

Q2. 0.5%濃度のトリートメントオイルを20mLつくるのに、妥当な精油の滴数は何滴ですか？ 正しいものを1つ選んでください。

A. 1滴　　B. 2滴　　C. 6滴　　D. 8滴

3. キャリアオイル18種、バター2種紹介

アプリコットカーネルオイル—Apricot kernel oil

学　名	Prunus ameniaca
科　名	バラ科
原　料	西洋杏の木
主産地	アメリカ、中国、フランス
抽出部位	種子（仁）
抽出法	圧搾法
特　徴	オレイン酸やビタミンA、ビタミンEを豊富に含み、肌に栄養を与えて柔らかく保ちます。 サラサラとした質感で肌によく浸透するので、乾燥肌、脂性肌、老化肌、敏感肌など、全てのタイプの肌に有効です。 特に、フェイシャルトリートメントに適しています。

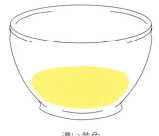

濃い黄色

アボカドオイル（ワニナシ油）—Avocado oil

学 名	Persea armeniaca
科 名	クスノキ科
原 料	アボカド
主産地	イスラエル、スペイン、南アメリカ
抽出部位	種子
抽出法	圧搾法
特 徴	「森のバター」と呼ばれるほど、ビタミン、ミネラルなどの栄養分を豊富に含むアボカド。その種子からしぼった、濃厚でリッチなオイルです。肌に浸透しやすく、肌を柔らかく保ちます。粘性が高いので、ホホバオイルやオリーブスクワランオイルなどに、10％ほどブレンドして使用するのがオススメです。

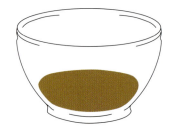

透明感のある琥珀色

アルガンオイル—Argan oil

学 名	Argania spinosa
科 名	アカテツ科
原 料	アルガン
主産地	モロッコ
抽出部位	種子（仁）
抽出法	圧搾法
特 徴	オレイン酸の含有量が50％以上と非常に多く、抗酸化作用のあるビタミンEも豊富に含まれ、肌のシワ、くすみ、ソバカスなどを改善し、アンチエイジング効果が期待できるといわれています。浸透性と保湿効果が高く、肌にしなやかなハリを与えたり、乾燥による毛髪のパサつきを抑える働きがあります。特に、フェイシャルトリートメントに適しています。

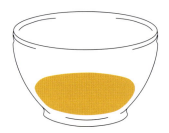

緑がかったこがね色

セサミオイル（ゴマ油）—Sesame oil

学 名	Sesamum indicum
科 名	ゴマ科
原 料	ゴマ
主産地	日本、インド、中国、アフリカ
抽出部位	種子
抽出法	圧搾法
特 徴	ゴマは、世界最古の油糧植物の1つ。世界各地で古くから、医療・美容の両面で役立てられ、現在もアーユルヴェーダで、マッサージやトリートメントオイルとして用いられています。体内の毒素を排出するデトックス効果や老化防止効果があるとされ、アンチエイジングに適しています。酸化しにくい性質を持ち、長期保管が可能です。

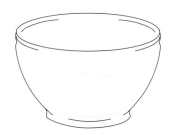

無色透明に近い、
ほんのりとした薄い黄色

精油図鑑・基材図鑑

小麦胚芽（ウィートジャーム油）─Wheat germ oil

学 名	Triticum vulgare
科 名	イネ科
原 料	小麦
主産地	アメリカ、オーストラリア、カナダ
抽出部位	胚芽
抽出法	圧搾法
特 徴	ビタミンEの含有量は、ほかのキャリアオイルに比べて10倍以上！さまざまな肌トラブルを改善し、ハリとツヤを蘇らせてくれるオイルです。筋肉疲労の緩和や、紫外線から肌を守る効果も期待されています。濃厚なオイルなので、ほかのキャリアオイルに全体の5％ほどの量をブレンドして、ハンドクリームやリップバームとして使用するのがオススメ。また、ブレンドすることで防腐剤の役割も果たしてくれます。

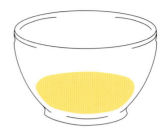

透明感のあるこがね色

オリーブスクワランオイル─Olive squalane oil

学 名	Olea europaea
科 名	モクセイ科
原 料	オリーブ
主産地	スペイン
抽出部位	果肉
抽出法	オリーブオイルを蒸留後、水素を添加
特 徴	オリーブオイルから、スクワランという成分だけを抽出したオイルです。スクワランは、人間の皮脂にも含まれる成分で、乾燥、紫外線、ホコリなどから肌を保護する働きがあります。通常、皮脂は加齢とともに分泌量が減ってしまうものなので、アンチエイジングケアに積極的に用いるのがオススメ。肌への浸透性がよく粘度も適度にあるため、施術者側も使用しやすいオイルといえます。

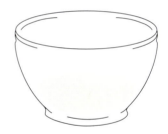

無色透明に近い、
ほんのりとしたこがね色

スイートアーモンドオイル─Sweet Almond oil

学 名	Prunus amygdalus
科 名	バラ科
原 料	スイートアーモンド
主産地	アメリカ、イタリア、ギリシャ、スペイン、フランス
抽出部位	種子（仁）
抽出法	圧搾法
特 徴	ビタミンEが豊富に含まれており、肌を柔らかく保つ作用があります。肌にゆっくりと浸透し、主成分のオレイン酸、リノール酸などが穏やかに作用します。刺激が少ないため、赤ちゃんや敏感肌の方、かゆみを感じやすい方の肌にもよく馴染むといわれています。粘度が低く、施術者側も使用しやすいオイルといえます。

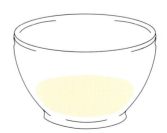

ほんのりとしたこがね色

セントジョンズワートオイル―St.john's wort oil

学 名	Hypericum perforatum
科 名	オトギリソウ科
原 料	セントジョンズワート
主産地	アメリカ、イギリス、フランス
抽出部位	花弁
抽出法	浸出法
特 徴	古くから、打撲、捻挫、神経痛、腰痛、関節痛など、さまざまな痛みの緩和に有効活用されてきました。 筋肉疲労やデトックスを目的としている場合はマカダミアナッツオイル、日焼け予防や擦過傷の治療にはカレンデュラオイルとのブレンドがオススメです。 また、脂性肌、敏感肌の改善も期待されています。

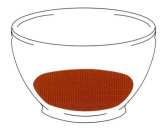

赤みがかった琥珀色

月見草オイル（イヴニングプリムローズ油）―Evening Primrose oil

学 名	Oenothera Biennis
科 名	アカバナ科
原 料	月見草
主産地	アメリカ、イギリス、ニュージーランド、地中海沿岸、中国
抽出部位	種子
抽出法	圧搾法
特 徴	古くから、ネイティヴ・アメリカンが万能薬として活用していたオイルです。高いアンチエイジング効果が期待でき、アトピー性皮膚炎やアレルギーによる炎症を抑える働きがあるとされています。 また、女性ホルモンのバランスをよくする効果もあり、PMSや更年期障害の諸症状の緩和にも、効果が期待できます。 酸化が早く劣化しやすいため、開封後は冷暗所で保管し、1カ月を目安に使い切るようにしましょう。

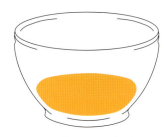

透明感のあるこがね色

ツバキオイル（カメリア油）―Camellia oil

学 名	Camellia japonica
科 名	ツバキ科
原 料	ヤブツバキ
主産地	日本
抽出部位	種子
抽出法	圧搾法
特 徴	オレイン酸含有量が80％以上で保湿力に優れており、乾燥肌、老化肌に適したオイルです。紫外線防止効果や育毛効果もあり、毛髪・頭皮ケアにも活用できます。 肌への馴染みがよく酸化しにくいので、非常に安心して使用できるオイルです。

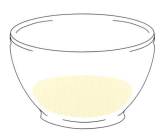

ほんのりとしたこがね色

精油図鑑・基材図鑑

ホホバオイル―Jojoba oil

学 名	Simmondsia sinensis
科 名	ツゲ科
原 料	ホホバ
主産地	アメリカ、アルゼンチン、イスラエル、オーストラリア、メキシコ
抽出部位	種子
抽出法	圧搾法
特 徴	低温で凝固（ワックス）し、常温で液体に戻ります。浸透性がよくサラサラとしたなめらかな手触りで、フェイシャルトリートメント、ボディトリートメントに最適です。 皮脂のバランス調整と炎症緩和作用が働き、ニキビ肌の改善に効果が期待できます。肌質を選ばず、あらゆるタイプの肌に使用でき、とても人気のあるオイルです。

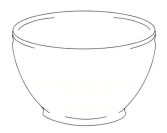

ほぼ無色透明

マカダミアナッツオイル―Macadamia nut oil

学 名	Macadamia ternifolia
科 名	ヤマモガシ科
原 料	マカダミアナッツ
主産地	アメリカ、オーストラリア、スペイン、パラグアイ
抽出部位	種子
抽出法	圧搾法
特 徴	もともと、オーストラリアの先住民・アボリジニが、油脂供給源として食用していました。 人間の皮脂と似た成分の、パルミトレイン酸を含んでおり、浸透性がよいのが特徴です。また、高い抗酸化作用があり、乾燥肌、老化肌の改善や、アンチエイジング効果も期待されています。酸化しにくく、長期保存が可能です。まれに肌に合わない場合があるので、特に敏感肌の方にはパッチテストを行ってから使用しましょう。

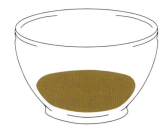

透明感のある琥珀色

ローズヒップオイル―Rosehip oil

学 名	Rosa rubiginosa
科 名	バラ科
原 料	ドッグローズ
主産地	アメリカ、チリ、ペルー
抽出部位	種子
抽出法	圧搾法
特 徴	粘度が高く濃厚で、重みのあるローズヒップオイルは、リノール酸やリノレン酸を豊富に含み、肌にハリと潤いを与えてくれます。抗炎症作用、美白効果によって、ニキビや傷などの炎症を抑えるだけでなく色素沈着の改善にも役立つので、フェイシャルトリートメントに適しています。酸化しやすいため、ホホバオイルなどを10％ブレンドして使用するのが、オススメです。

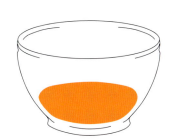

ややオレンジがかった
透明感のあるこがね色

ココアバター―Cocoa butter

学　名	Theobroma cacao
科　名	アオギリ科
原　料	カカオ
主産地	中南米、インド、アメリカ、スリランカ
抽出部位	種子
抽出法	圧搾法
特　徴	未精製のものはチョコレートのような甘い香りが特徴で、常温では凝固していますが、体温で溶けて液体に戻り、肌にしっかり浸透します。乾燥肌、老化肌を保湿し、潤いを与えて柔らかく保ちます。皮膚代謝を促進させるパルミチン酸が含まれており、アンチエイジング効果も期待できます。酸化しにくく長期保存が可能なので、トリートメントオイルとしてだけでなく、リップバームや乳液、せっけんなど、活用用途はさまざまです。ただし、ココアアレルギーのある方への使用は禁止です！

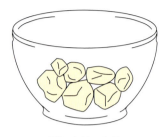
薄いクリーム色

シアバター―Shea butter

学　名	Butyrospermum parkii
科　名	アカテツ科
原　料	シア
主産地	ガーナ、ナイジェリア、ブルキナファソ
抽出部位	種子（仁）
抽出法	圧搾法
特　徴	未精製のものはアーモンドのようなナッツの香りをほのかに感じられ、常温では凝固していますが体温で溶けて液体に戻ります。オレイン酸が含まれているため、長時間にわたって保湿状態を保て、肌にハリと潤いを与えてくれます。シワやたるみの予防につながり、アンチエイジング効果も期待できます。また、紫外線吸収成分である桂皮酸も含まれています。肌に優しいので、赤ちゃんや敏感肌の方でも、安心して使用できます。

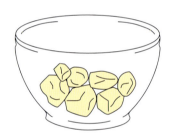
薄いクリーム色

Case Study 回答

Q1. 1.0％濃度のトリートメントオイルをつくる際に、精油を3滴入れたい場合、この滴数で妥当と思われる、植物油の量は何mLですか？　正しいものを1つ選んでください。

→　C．15mL

Q2. 0.5％濃度のトリートメントオイルを20mLつくるのに、妥当な精油の滴数は何滴ですか？　正しいものを1つ選んでください。

→　B．2滴

4. その他の基材・原料

ミツロウ

キサンタンガム

エマルシファイングワックス

カオリン

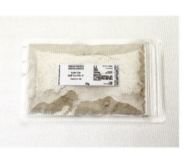
シアバター

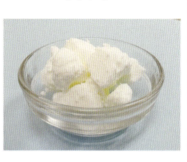
ハチミツ

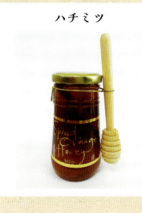
グリセリン

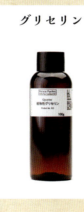
グリセリンソープ

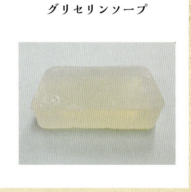
精製水

フローラルウォーター

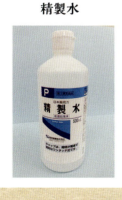
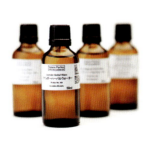
無水エタノール

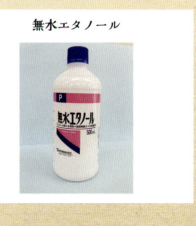

Bonus Part　簡単レシピで、アロマツールづくりに挑戦！

　既製品にも素晴らしいアロマグッズがたくさんありますが、自分で手づくりしたものには防腐剤や添加物が入っていないということ、そして、精油の100％ピュアな香りをそのまま感じられるという大きなメリットがあります。おもてなしの気持ちは、心身を優しく包み込む精油の香りとともに、必ず患者さんに伝わることでしょう。

1. アロマツールづくりの注意点

1. パッチテスト：トリートメントオイルやハンドクリームといった、肌に塗布して使用するアロマツールをつくる場合は、事前に必ずパッチテストを行いましょう。
手づくりした完成品を前腕部の内側に少量塗布して24時間以上放置し、肌に異常がないか確認します。もし異常を感じた場合には、そのアロマツールの使用は中止し、塗布した部分を流水でよく洗ってください。必要があれば、医師の診察を受けましょう。

2. 保存容器：手づくりのアロマツールは、精油の使用量や保存期間によっては金属製・プラスチック製の容器を劣化させる可能性があるため、保存容器は遮光性のあるガラス瓶が理想的といえます。精油を薄めに希釈してつくり、短期間で使いきる場合に限っては、プラスチック容器でも問題はありません。

3. 保管場所・保管期限：アロマツールは、高温多湿を避けた冷暗所で保管しましょう。水分が多く含まれるツールは、早めの使用をオススメします。キャリアオイルをベースにつくったツールは、約1カ月が保管期限の目安となります。

4. 道具：ビーカー、ガラス棒、乳鉢、乳棒・保存容器、計量スプーンなど、ツールづくりに必要な道具を用意しましょう。

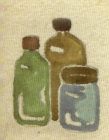

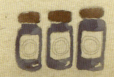

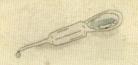

2. トリートメントツール

ハンドトリートメントオイル
○材料
- キャリアオイル…20mL
- 精油…4滴

○つくり方：キャリアオイルを入れたビーカーに精油を落とし、ガラス棒でよく混ぜる。
○POINT：1回の施術で使い切りましょう。

フェイシャルトリートメントオイル
○材料
- キャリアオイル…10mL
- 精油…1滴

○つくり方：キャリアオイルを入れたビーカーに精油を落とし、ガラス棒でよく混ぜる。
○POINT：1回の施術で使い切りましょう。

スキンクリーム
○材料
- キャリアオイル…大さじ1杯
- エマルシファイングワックス…小さじ1杯
- 精製水…50mL
- グリセリン…小さじ1杯
- 精油…3滴

○つくり方：❶（A）ビーカーにキャリアオイルとエマルシファイングワックスを入れ、湯煎にかける。
❷エマルシファイングワックスが溶けたら、湯煎から外す。
❸Aに、60〜70度に温めた精製水を少しずつ、ガラス棒で混ぜながら加える。
❹溶液にとろみが出てきたらグリセリンを加えて精油を落とし、混ぜる。
❺保存容器に移し替えて、冷ます。
○POINT：1回の施術で使い切りましょう。精製水の代わりにフローラルウォーターを使うと、香りに奥行きが生まれて、より高いリラックス効果が期待できます。❶〜❸まで温度を一定に保つことが、上手につくれるコツです！

リップバーム
○材料
- ミツロウ…3g
- キャリアオイル…15mL
- 精油…1滴

○つくり方：❶ビーカーにキャリアオイルとミツロウを入れ、湯煎にかける。
❷ミツロウが溶けたら湯煎から外し、精油を落とし、ガラス棒で混ぜる。
❸保存容器に移し替えて、よく冷ます。
❹完全に冷めるまで容器にフタはせず、休ませる。
○POINT：1カ月以内を目安に、使い切りましょう。キャリアオイルの量を減らし、ハチミツを加えてもOK！

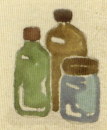

フェイスパック

○材料
・クレイ…大さじ2杯
・キャリアオイル…小さじ1杯
・精製水…小さじ1杯
・精油…1滴
○つくり方：❶（A）乳鉢にクレイと精製水を入れ、ペースト状になるまで混ぜる。
❷（B）キャリアオイルを入れたビーカーに、精油を落とし、よく混ぜる。
❸AにBを加えて、よく混ぜる。
○POINT：1回の施術で使い切りましょう。精製水の代わりにフローラルウォーターを使うと、香りに奥行きが生まれて、より高いリラックス効果が期待できます。

スキンローション

○材料
・グリセリン…10mL
・精製水…90mL
・精油…3滴
○つくり方：❶（A）グリセリンを入れたビーカーに、精油を落とし、混ぜる。
❷Aに精製水を加え、混ぜる。
❸保存用のガラス製容器に移し替える。
○POINT：冷蔵保存で2週間を目安に、使い切りましょう。精製水の代わりにフローラルウォーターを使うと、香りに奥行きが生まれて、より高いリラックス効果が期待できます。保存用のガラス製容器は、ドロッパー型のボトルがオススメです！

3. クリーニングツール

スピットン用スプレー

○材料
・無水エタノール…40mL
・精製水（水道水でもOK）…10mL
・精油…20滴
○つくり方：❶ビーカーに無水エタノールを入れる。
❷（A）精油をゆっくり垂らし、ガラス棒で混ぜる。
❸Aに精製水を加え、ガラス棒でよく混ぜる。
❹スプレー容器に移し替える。
○POINT：使用の際は容器をよく振ってからスプレーしましょう。プラスチック製容器の場合はその日のうちに、ガラス製容器の場合は2週間以内を目安に、使い切りましょう。

手指消毒用ジェル

○材料
・エタノールジェル…70mL
・精油…10滴
○つくり方：❶ポンプ式容器に、エタノールジェルを入れる。
❷精油をゆっくり垂らし、ガラス棒でよく混ぜる。
○POINT：プラスチック製容器の場合は、2週間以内を目安に、使い切りましょう。

スリッパ消毒用スプレー

○材料
・無水エタノール…35mL
・精製水（水道水でもOK）…15mL
・精油…20滴
・天然保存剤…5滴
○つくり方：❶ビーカーに無水エタノールを入れる。
❷（A）精油をゆっくり垂らし、ガラス棒で混ぜる。
❸Aに精製水と天然保存剤を加え、よく混ぜる。
❹スプレー容器に移し替える。
○POINT：使用の際は容器をよく振ってからスプレーしましょう。プラスチック製容器の場合はその日のうちに、ガラス製容器の場合は2週間以内を目安に、使い切りましょう。

消臭剤

○材料
・重層…200g
・精油…20滴
○つくり方：❶ビーカーに重層を入れて、精油をゆっくり垂らしながらガラス棒で混ぜる。
❷フタ付きの容器に移し替え、フタを閉めて容器を振り、数時間馴染ませる。
○POINT：使用の際は通気性をよくし、ガラス製容器の場合は、1カ月以内を目安に、使い切りましょう。

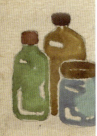
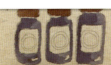

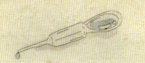

Bonus Part. 簡単レシピで、アロマツールづくりに挑戦！

4. おもてなしツール

エアフレッシュナー
○材料
・無水エタノール…10mL
・精製水（水道水でもOK）…40mL
・精油…10滴
○つくり方：❶ビーカーに無水エタノールを入れる。
❷（A）精油をゆっくり垂らし、ガラス棒で混ぜる。
❸Aに精製水を加え、ガラス棒でよく混ぜる。
❹スプレー容器に移し替える。
○POINT：使用の際は容器をよく振ってからスプレーしましょう。プラスティック製容器の場合はその日のうちに、ガラス製容器の場合は2週間以内を目安に、使い切りましょう。

フェイスタオルスプレー
○材料
・無水エタノール…5mL
・精製水…45mL
・精油…4滴
○つくり方：❶ビーカーに無水エタノールを入れる。
❷（A）精油をゆっくり垂らし、ガラス棒で混ぜる。
❸Aに精製水を加え、よく混ぜる。
❹スプレー容器に移し替える。
○POINT：使用の際は容器をよく振ってからスプレーしましょう。プラスティック製容器の場合はその日のうちに、ガラス製容器の場合は2週間以内を目安に、使い切りましょう。

液体ハンドソープ
○材料
・液体ハンドソープ…100mL
・精油…10滴
○つくり方：❶ポンプ式容器に液体ハンドソープを入れる。
❷精油をゆっくり垂らし、ガラス棒で混ぜる。
○POINT：プラスティック製容器の場合は、2週間以内を目安に、使い切りましょう。

サシェ
○材料
・小さな封筒、または布製の袋…1枚
・リボン…必要数
・コットン…1、2枚
・精油…10滴
○つくり方：❶コットンに精油を染み込ませて、封筒や布製の袋に入れる。
❷入口をリボンで結ぶ。
○POINT：袋の色・柄やリボンの結び方にこだわったり、ちょっとした小物を飾りつけて、オリジナリティを出してみましょう♪

スティックアロマ
○材料
・無水エタノール…20mL
・精油…40滴
・竹串…必要数
○つくり方：❶無水エタノールを入れたガラス容器に、精油を加える。
❷ガラス容器に、竹串を数本挿し込む。
○POINT：竹串が安定するよう、口の狭いガラス容器がオススメです。

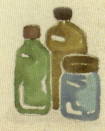

〈参考文献〉

- 林 伸光監修，ライブラ香りの学校編：アロマテラピーコンプリートブック上下第4版．BABジャパン出版局，東京，2008．
- 香りの活動研究会監修：ひとりで学べるアロマテラピーインストラクター・アロマセラピスト学科試験 テキスト＆問題集．ナツメ社，東京，2009．
- 岩城郁子：アロマテラピー図解事典．高橋書店，東京，2012．
- 小泉美樹，三上杏平編著：すべてがわかるアロマテラピー大辞典 精油を楽しむ333のレシピ．永岡書店，東京，2008．
- パトリシア・デービス著，高山林太郎訳：アロマテラピー事典．フレグランスジャーナル社，東京，1997．
- ロバート・ティスランド著，高山林太郎訳：アロマテラピー〈芳香療法〉の理論と実際．フレグランスジャーナル社，東京，1985．
- 廣瀬清一ほか：AROMA RESEARCH No.45, 12 (1), 2011.
- 日本アロマセラピー学会編：アロマセラピー標準テキスト（臨床編）．丸善，東京，2010．
- Julia Lawless：Encyclopedia of Essential Oils：The complete guide to the use of aromatic oils in aromatherapy, herbalism, health and well-being. UPDATED EDITION, 2013.
- 美堀真利：しぐさの心理学―しぐさやクセからわかる本当の性格．成美堂出版，東京，2001．
- 北村俊則：精神・心理症状学ハンドブック第2版．日本評論社，東京，2003．
- 坂井建雄，橋本尚詞：ぜんぶわかる人体解剖図．成美堂出版，東京，2010．
- 佐藤達夫監修：新版 からだの地図帳．講談社，東京，2013．

- 日本アロマ環境協会：アロマテラピー検定公式テキスト1級・2級．
- 日本アロマ環境協会：アロマテラピー用語辞典．
- 日本アロマ環境協会：資格マニュアル．
- 日本アロマ環境協会：アロマテラピーアドバイザー認定講習会テキストvol.12．
- 日本アロマ環境協会：アロマテラピー学雑誌（11）：1, 2011．
- 日本アロマ環境協会：アロマテラピー学雑誌（11）：1, 2012．
- 日本アロマ環境協会：アロマテラピー学雑誌（12）：1, 2012．
- 日本アロマ環境協会：アロマテラピー学雑誌（13）：1, 2013．
- 日本アロマ環境協会：アロマテラピー学雑誌（14）：1, 2014．
- 日本アロマ環境協会：日本アロマ環境協会機関誌No.64, 2012．
- 日本アロマ環境協会：日本アロマ環境協会機関誌No.65, 2012．
- 日本アロマ環境協会：日本アロマ環境協会機関誌No.72, 2014．

おわりに

　最後までお読みいただき、ありがとうございます。
　アロマテラピーは、私たちを Happy にしてくれる素敵なアイテムです。自然の恵みが与えてくれる不思議なパワーは、人間にとってなくてはならない"救いの手"といえます。本書を通して、読者の皆さんにアロマテラピーの魅力と歯科における活用・応用の可能性をお伝えできていれば、幸いです。

　今や、確かな技術を以て治療に臨むのは当たり前のこと。患者さんにとって「本当に心地よい空間」「安心できる診療」とはどういうものか、考えてみてください。
　患者さんが歯科医院や医療スタッフに対して本当に望んでいるものは技術力だけではないということに気づき、いち早く行動に移したクリニックこそが、患者さんから喜ばれ、求められるオンリーワンのクリニックになれるのです。

　皆さんも、街中ですれ違った人の残り香で「あの人と同じ香りだ」「あのときの出来事を思い出した」なんて感じた経験が、一度はあると思います。このような、特定の香りがそれにまつわる記憶を呼び起こす現象を「プルースト効果」といい、香り（嗅覚）と記憶（大脳辺縁系）の深い関係性を裏付けるものでもあります。つまり、患者さんへの"おもてなしのしるし"としてアロマテラピーを上手に利用すれば、

皆さんの勤務するクリニック＝心地よいアロマの香り＝親切な医療スタッフがいて信頼できる場所

なんて記憶づけも、夢ではありません。
　さぁ、皆さまも一緒に、アロマテラピーで患者さんの記憶の塗り替えをしてみませんか？

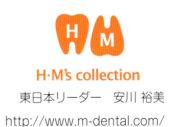

H・M's collection
東日本リーダー　安川 裕美
http://www.m-dental.com/

安川 裕美（やすかわ ひろみ）

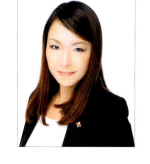

大学時代に心理学を専攻。
後に日本大学歯学部附属歯科衛生専門学校に進学し、歯科衛生士となる。
卒業後は大手企業に属し、産業歯科健診や講演、幼稚園や小・中学校での講義、健診事業の構築や人材プロデュースに従事。
現在、H･M'sCOLLECTION（東日本リーダー）では、大学時代に培った心理学をベースに、医療分野での身近な事例から「患者さんとのつながり」や「患者さんに愛し愛されて幸せなライフワークを送る方法」について研究を続ける。特に癒しを求める患者さんが拡散する中、その期待に応える手掛かりとして「五感に効くアロマ」を活用したクリニカルサポートを強化。
その他、接遇マナー・医療面接講師として活動中。

・歯科衛生士
・2014年DHMP-Indiana university School of Dentistry認定
・公益社団法人 日本アロマ環境協会　認定アロマテラピーインストラクター

デンタル × アロマテラピー

発　行　平成27年5月25日　第1版第1刷
著　者　安川 裕美
©IGAKU JOHO-SHA Ltd., 2015. Printed in Japan
発行者　若松明文
発行所　医学情報社
　　　　〒113-0033 東京都文京区本郷1-4-6-303
　　　　TEL 03-5684-6811　FAX 03-5684-6812
　　　　URL http://www.dentaltoday.co.jp
　　　印刷　株式会社シナノ
　　　落丁・乱丁本はお取り替えいたします
　　　禁無断転載・複写　　ISBN978-4-903553-56-6

エイチ・エムズコレクション　出張セミナーのご案内

リラックス効果にとどまらない
医療現場における「アロマテラピー」の導入

If you can dream it, you can achieve it.
夢見ることができれば、それは実現できる。
"想いは伝わる" そんな言葉に頼っていませんか？
"形にしないと伝わらない" この言葉から逃げていませんか？
患者さんへの想いを形にする引き寄せのステップ。

誰かを HAPPY にするって…
私の HAPPY なのかもしれない。
そうリアルに感じてください。

Profile

安川 裕美
Hiromi Yasukawa

歯科衛生士・AEAJ 認定アロマインストラクター・インディアナ大学歯学部 2014 年 DHMP-IUSD 認定

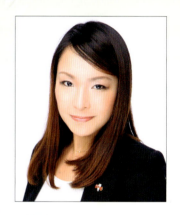

大学時代に心理学を専攻、"心理学＝医療従事者として必要な学問" という考えを持ち研究する。その後、歯科衛生士となり大手企業で幅広い活動を勢力的にしてきたが、現在でもこれまで培ってきた心理学をベースに、医療分野での身近な事例から「患者さんとのつながり」や「患者さんに愛し愛され幸せなライフワークを送る方法」について研究を続ける。特に癒しを求める患者さんが増える中、その期待に応える手掛かりとして「五感に効くアロマ」を活用したクリニカルサポートを推奨。その他、接遇マナー・医療面接講師としてホスピタリティの高い医療サービスを目指す。

Contents

1. **患者さんの心理**
2. **アロマテラピーの基礎知識**
   ①精油について
   ②心身に働きかけるメカニズム
   ③精油の取り扱い／注意事項
3. **アロマテラピーによる医院プロデュース**
   ①クリニックでの活用法
   ②精油のブレンド法
   ③必要なものは？

研修後サポート
取り組んでみてから、出てくる疑問点や不安なことを解消するために、数ヵ月に一度の振り返り研修を推奨しております。ご要望に合わせて、質問形式からディスカッション、技術サポートや臨床チェックなどアレンジが可能です。
その他、アロマテラピーを活用したメニューの構築や空間デザイン、患者さんのメンタルサポート、クラフト制作など、幅広いコンテンツに対応しております。クリニックのご要望に合わせて研修内容をプランニングさせていただきます。お気軽にご相談ください。

お申込み方法

お問い合わせ（ご要望・ご希望をお聞かせください。） ▶ 日程決定 ▶ お見積書・お申込書で確認
▶ お申込み ▶ お申込み完了

人気講師北原文子のデンタルエステも大好評です！

詳細・お問い合わせはこちらから

エイチ・エムズコレクション　コンサルティング事業部
TEL：03-3846-7611　（平日 10:00−17:00）
FAX：03-3846-7612　担当／東日本リーダー　安川裕美
E メール　info@m-dental.com（24 時間受け付け）
ホームページ　http://www.m-dental.com/

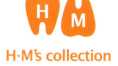